Roopali Gupta

Ayurveda em Odontologia

Roopali Gupta

Ayurveda em Odontologia

Usos de ervas para medicina dentária

ScienciaScripts

Imprint

Any brand names and product names mentioned in this book are subject to trademark, brand or patent protection and are trademarks or registered trademarks of their respective holders. The use of brand names, product names, common names, trade names, product descriptions etc. even without a particular marking in this work is in no way to be construed to mean that such names may be regarded as unrestricted in respect of trademark and brand protection legislation and could thus be used by anyone.

Cover image: www.ingimage.com

Este livro é uma tradução do original publicado sob ISBN 978-620-3-02988-8.

Publisher:
Sciencia Scripts
is a trademark of
International Book Market Service Ltd., member of OmniScriptum Publishing Group
17 Meldrum Street, Beau Bassin 71504, Mauritius
Printed at: see last page
ISBN: 978-620-3-12452-1

Agradecimentos

"Obrigado" são duas pequenas palavras que provavelmente nunca transmitiriam completamente o sentimento de gratidão e consideração que tenho por cada uma das seguintes pessoas maravilhosas que tornaram a Ayurveda na Odontologia, uma realidade.

Gostaria de aproveitar esta oportunidade para agradecer a cada um dos meus professores que ajudaram no meu crescimento como Dentista de Saúde Pública.

*Estou grato ao **Dr. Manesh Lahori**, Director e Director, K. D. Dental College and Hospital, Mathura, por me ter permitido utilizar as instalações disponíveis no colégio para apoiar e encorajar a completar o meu trabalho de livro.*

*É com profundo sentido de gratidão que agradeço ao **Dr. Navpreet Kaur**, M.D.S., Professor e Chefe do Departamento de Odontologia da Saúde Pública, K. D. D. Dental College and Hospital, Mathura, pela sua vigilância atenta, conhecimento infinito, atenção personalizada, inspiração constante, encorajamento, crítica construtiva e esforço para a excelência têm sido fundamentais para me moldar como profissional.*

*É meu privilégio e honra expressar os meus agradecimentos ao **Sr. Nikunj Goyal**, meu marido, pelas suas sugestões mais valiosas, apoio, encorajamento constante e por me proporcionar todas as facilidades necessárias que me permitiram compilar os dados. Continuo sempre grato a ele por ser compreensivo e apoiante durante esta longa jornada.*

*Por último, mas não menos importante, desejo registar o meu profundo apreço aos **Meus Pais e família,** pelo seu amor, apoio e encorajamento incomensuráveis, inúmeros sacrifícios, ajuda sem limites e orações sem as quais não seria o que sou hoje.*

*Os meus sinceros agradecimentos e reconhecimento a cada uma das seguintes pessoas nos locais do meu trabalho por me terem ajudado de várias maneiras durante a génese desta edição. Obrigado **Dr. Swarnika Gupta** pela sua bondade e generosidade em partilhar os seus conhecimentos e perícia.*

*Finalmente curvo-me em reverência perante **O ALTÍSSIMO DEUS** por responder às minhas preces e por me mostrar a luz da vida.*

Dr. Roopali Gupta

Índice

Introdução

Foi verdadeiramente dito que a medicina foi concebida em simpatia e nasceu da necessidade e que o primeiro médico foi o primeiro homem, e a primeira mulher, a primeira enfermeira. O homem pré-histórico, motivado por sentimentos de simpatia e bondade, esteve sempre a mando da sua parentela, tentando proporcionar alívio, em tempos de doença e sofrimento.

Como sequência lógica, a medicina que praticava consistia em apaziguar os deuses através de orações, rituais e sacrifícios, expulsando "espíritos malignos" do corpo humano. 1

A medicina primitiva é intemporal. Se olharmos para o mundo inteiro, verificamos que os rudimentos da medicina primitiva ainda persistem em muitas partes do mundo - na Ásia, Arica e Índia. Na Índia, ainda se pode ouvir a conversa de curar mordidas de cobra por "mantras". Doenças como a lepra são interpretadas como um castigo pelos pecados do passado em algumas culturas. Embora o homem primitivo possa estar extinto, os seus descendentes - os chamados "curandeiros tradicionais" - encontram-se em todo o lado. 1

A medicina é tão antiga como a própria vida. A sobrevivência da espécie exige que, simultaneamente com o aparecimento da doença, todos os seres vivos devem também ter desenvolvido os meios para combater a doença. Os animais superiores são guiados pelo instinto de procurar remédios para doenças em plantas e ervas. O homem com a sua inteligência superior deve necessariamente ter alargado o âmbito desta procura de remédios. Assim, se descontarmos o mito de um Jardim do Éden que o homem teve de abandonar quando caiu da graça, "os mil males a que a carne é herdeira" devem ter afligido o homem desde o seu nascimento e a aurora da medicina deve ter-se sincronizado com a aurora da doença. 2

O sistema médico é verdadeiramente de origem indiana e é desenvolvido em termos dos sistemas Ayurveda e Sidda. A fonte escrita dos antigos livros conhecidos como os Vedas, os livros divinos do conhecimento que eles propunham, e mais especificamente o quarto da série, nomeadamente Atharvaveda que data de cerca de 1000 a.C. SrilaVyasadeva escreveu os Vedas pela primeira vez, que incluem um ramo chamado Ayurveda. A Ayurveda é originária há mais de 5000 anos nos magníficos Himalaias, um dos maiores sábios da Índia. E é inicialmente praticada em áreas de língua tâmil do Sul da Índia. 2

A Ayurveda não é, portanto, simplesmente um sistema de saúde, mas uma forma de vida adoptada para manter o equilíbrio e harmonia perfeitos dentro da existência humana, desde os valores transcendentais mais abstractos até às expressões fisiológicas mais concretas. Com base na premissa de que a vida representa uma coordenação inteligente do Atma (Alma), Mana (Mente), Indriya (Sentidos) e Sharira (Corpo). Isto gira em torno dos cinco elementos densos que entram na constituição de cada indivíduo, chamados Prakriti. 3

Diz-se que os criadores do sistema Ayurvédico de medicina não basearam as suas práticas no método experimental se com isto se pretende que não haja registo de estudos de anatomia, fisiologia, patologia e farmacologia, a crítica não é sem sentido. Mas o desenvolvimento da cirurgia, as classificações de doenças, as observações sobre sinais e sintomas, o prognóstico e as descrições da natureza, toxicidade e valor terapêutico dos fármacos, tal como descritos na literatura, demonstram claramente um elevado nível de conhecimento que não teria sido possível para os homens sem a abordagem científica. 4

Ayurveda tem uma visão holística do homem, da sua saúde, e da doença. As ervas ayurvédicas têm o poder de remédio da própria natureza. A erva certa, na combinação certa, mantém o sistema corporal em harmonia. Visa uma saúde positiva, que foi definida como um metabolismo bem equilibrado aliado a um estado de bem-estar saudável. 3 A doença, segundo a Ayurveda, pode surgir do corpo e/ou da mente devido a factores externos ou causas intrínsecas. O tratamento ayurvédico destina-se ao paciente como um todo orgânico e o tratamento consiste no uso salubre de drogas, dietas e certas práticas. 5

Origem da Ayurveda

"Ayurveda é uma ciência, que descreve os aspectos benéficos (hita) e não benéficos (ahita) da vida, a felicidade e a dor na vida, a sua qualidade e quantidade".

Não existem referências documentadas sobre o calendário preciso da origem da Ayurveda, mas os seus conceitos característicos parecem ter amadurecido entre 2500 e 500 a.C. na Índia. A idade da Ayurveda foi estabelecida com base na correlação das provas com outras disciplinas, bem como de provas circunstanciais. Diz-se que Ayurveda foi compilado pela primeira vez como um texto por Agnivesha, no seu livro Agniveshtantra, que foi escrito durante a época védica. O livro foi posteriormente revisto por Charaka e renomeado para CharakaSamhita. Outros textos iniciais de Ayurveda incluem o CharakaSamhitā e o SushrutaSamhita. O sistema foi transferido oralmente através do sistema Gurukul até à existência de um guião. 6

A principal fonte de conhecimento neste campo continua portanto a ser os Vedas, os livros divinos de conhecimento que eles propuseram, e mais especificamente o quarto da série, nomeadamente Atharvaveda, que data de cerca de 1000 a.C. Escritos em sânscrito, os Vedas cobrem um vasto número de temas, desde a gramática aos cuidados de saúde. Os Vedas foram escritos aproximadamente 2500 a.C. ou antes. O conhecimento actual sobre a Ayurveda é maioritariamente retirado de escritos relativamente posteriores, principalmente o CharakaSamhita (aproximadamente 1500 a.C.), o AshtangHrdyam (aproximadamente 500 a.C.), e o SushrutaSamhita (300 - 400 a.C.). Estes três clássicos descrevem os princípios e teorias básicas a partir das quais a Ayurveda evoluiu. Contêm também vasta informação clínica sobre a gestão de uma multiplicidade de doenças, ampliada por escritos e pesquisas posteriores. 6

Diz-se que o conhecimento da Ayurveda não tem idade e é sempre predominante. O Senhor Brahma conseguiu a sua realização e o conhecimento da Ayurveda logo se dispersou pelo céu (Devlok) e pela terra. Lorde Brahma é o fundador da Ayurveda. O seu famoso livro ayurvédico é chamado "Brahmasahita". De acordo com diferentes bíblias ayurvédicas, as gerações de seguidores ayurvédicos diferem ligeiramente. Mas ainda assim, Brahma, DakshPrajapati, Ashiwinokumaro, Indra, Bharadwaj, Dhanwantri são considerados os pioneiros do ayurveda. 7

ÁRVORE GENEALÓGICA DE AYURVEDA8

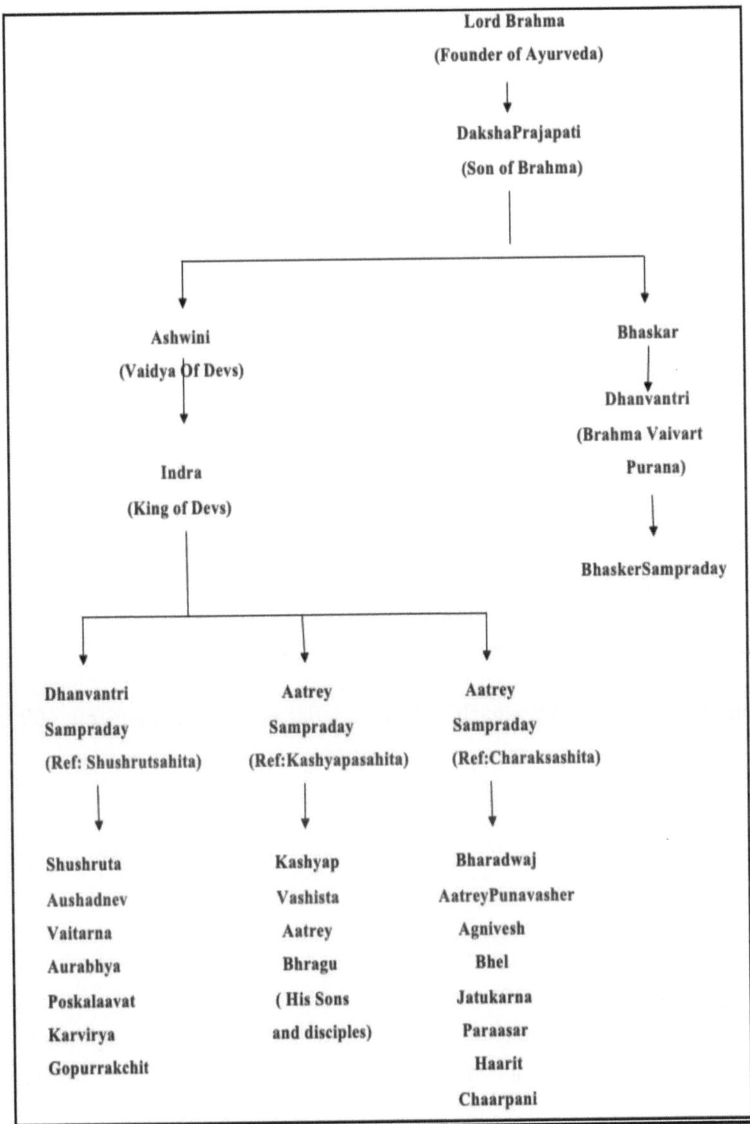

Figura 1: Árvore genealógica da Ayurveda

GRANDES CLÁSSICOS AYURVÉDICOS: BRHATTRAYI

CharakaSamhita - por Charaka

CharakSamhita, que data de aproximadamente 800 a.C., é um grande compêndio de teoria e prática médica ayurvédica que Charaka, um internista da Universidade de Taxila, compilou em sânscrito. Apresentado como poesia, Samhita contém mais de 8.400 versos nos seus 120 capítulos. Os médicos ayurvédicos modernos ainda usam samhita na sua formação médica, e o texto tem sido amplamente traduzido. 9

SushrutaSamhita por Sushruta

Este texto cirúrgico, que data de aproximadamente 700 a.C., contém conteúdos seminais como a definição ayurvédica de saúde, informação sobre o sangue, e a descrição de cinco sub-doshas de pitta e os pontos de marma. Este volume inclui também técnicas pioneiras de enxerto de pele e cirurgia reconstrutiva. 9

AshtangaHridya - por Vagbhataa

AshtangaSangraha e AshtangaHridayam, datadas de aproximadamente 400 CE, foram escritas por um médico ayurvédico da região de Sindh, na Índia. A Sangraha é principalmente escrita em poesia, enquanto que a Hridayam é apresentada como prosa. Estes textos definem as cinco subdoshas de kapha e enfatizam o valor material da vida. 9

SIGNIFICADO DE AYURVEDA

Ayurveda é constituída por duas palavras em sânscrito: Ayu que significa vida e Veda que significa o conhecimento a conhecer sobre a vida é Ayurveda. No entanto, para compreender plenamente o vasto âmbito do Ayurveda, vamos primeiro definir "Ayu" ou vida. De acordo com o antigo estudioso ayurvédico Charaka, "Ayu" é composto por quatro partes essenciais. A combinação de mente, corpo, sentidos e alma. 10

DEFINAÇÃO DE AYU

A tradução inglesa de Ayu é "Life". No contexto védico, a definição de vida é mais ampla do que simplesmente a duração cronológica da vida. Não significa a idade de uma pessoa; o número de anos vividos na Terra medido desde o nascimento até aos dias de hoje. Ayu é muito mais do que isso, é uma combinação de:11

- Corpo sarira
- Sentidos indriya
- Manas da mente
- Alma atma

Juntos, estes quatro factores são responsáveis pela sustentação do ar vital ou da força (Prana) no corpo, e cada um deles deve estar presente para produzir Ayu. Se algum dos factores acima referidos estiver ausente, não podemos dizer que existe vida/Ayu. Tudo na Terra tem um corpo físico e uma alma, mas se também tem uma mente e sentidos determina se está vivo. A razão pela qual uma rocha não está viva (não tem ayus) é que alguns dos factores acima mencionados estão ausentes (mente, sentidos). O Prana não pode ser sustentado na ausência destes factores. 11

Cada espécie de animal tem cada um destes quatro factores, pelo que Prana pode circular e Ayu está presente. Os sentidos e a mente dos animais são diferentes dos dos seres humanos, mas ainda existem como seres vivos. Insectos e animais podem perceber as coisas de forma diferente (tais como cores, sons, temperaturas, odores) e a mente pode não estar tão bem desenvolvida como nos seres humanos, mas as almas são parecidas. Assim, Ayu é a base da distinção entre objectos inertes e entidades dinâmicas, ou seres vivos. 11

DEFINIÇÃO DE VEDA

Veda é uma palavra em sânscrito que significa "Conhecimento" ou "Ciência". O conhecimento védico está consagrado em catorze textos sagrados. Existem quatro Vedas:

- Rig,
- Yajur,
- Sama
- Atharva

E seis Vedangas (auxiliares), Meemamsa (interpretações), Nyaya (lógica), Puranas e Shastras. 11

Embora o conhecimento védico tenha tido origem na Índia, não significa que esta informação seja relevante apenas para os indianos. O conhecimento é o bem universal da humanidade - não é propriedade de uma região. A informação védica pode ser utilizada por qualquer pessoa, em qualquer parte do mundo. 11

OBJECTIVO DO AYURVEDA

Há dois objectivos complementares desta disciplina. O primeiro é manter a saúde das pessoas que estão bem. Isto implica alimentação e nutrição específicas, higiene, hábitos de vida, exercícios e técnicas estabilizadoras. Seguir estas directrizes permite a uma pessoa saudável manter a saúde e aumentar a sua esperança de vida. A outra é curar doenças das pessoas doentes. Este aspecto está relacionado com várias doenças, as suas causas, diagnóstico, remédios e terapias para curar e prevenir recaídas de doenças. 11

Embora ambos os objectivos estejam ligados e sejam áreas abrangentes por direito próprio, o foco principal desta ciência é manter a sua saúde desde o início. Isto é feito diariamente com atenção à dieta e ao estilo de vida, ajudando o corpo e a mente a serem limpos e estáveis. Desta forma, as doenças não encontram terreno para o estabelecimento e crescimento.

Um paciente a ser tratado com Ayurveda é considerado como a combinação total de corpo, mente, sentidos e alma. **11**

O médico ayurvédico visa alcançar uma saúde completa para o paciente, e não apenas suprimir ou aliviar sintomas físicos preocupantes. A abordagem consiste em diagnosticar a causa raiz e eliminá-la, permitindo a cura genuína. 11

PRINCÍPIOS BÁSICOS DE AYURVEDA

Ayurveda é a ciência da saúde positiva e da realização na vida. O objectivo da Ayurveda é triplo:12

- Para alcançar uma saúde positiva para o indivíduo
- Protecção das massas
- Libertação definitiva

O último objectivo pode ser alcançado seguindo regulamentos de conduta diária e seguindo regimes sazonais rigorosos, para que se possa estar constantemente saudável. Ser continuamente saudável é comparável a alcançar a libertação definitiva, uma vez que envolve a erradicação dos factores que provocam sofrimento. Assim, para compreender a Ayurveda, é essencial conhecer os seus conceitos básicos. 12

OS OITO RAMOS DE AYURVEDA12

Kaya Chikitsa (Medicina Geral e Familiar)

ShalyaTantra (Cirurgia)

ShalakyaTantra (Doença do Olho, Ouvido, Nariz e Garganta)

Kaumarbhritya (Doença da Criança, Ginecologia)

AgadaTantra (Toxicologia)

BhutaVidya (Psiquiatria)

Rasayana(Rejuvenescimento)

Vajikarana (Afrodisíaco/Sexologia)

Classificação e agrupamentos de doenças

Vários métodos estão presentes na Ayurveda para a classificação das doenças, tendo em vista a simplicidade dos métodos de diagnóstico, gestão e tratamento das condições da doença. A Ayurveda fornece informações sobre os grupos essenciais para facilitar a gestão de casos 14

Inúmeras doenças

- A Ayurveda considera que as doenças são inúmeras em número, pelo que não podem ser mantidas sob um único grupo ou categorias
- É difícil adoptar qualquer método único de classificação ou agrupamento de doenças
- Para resolver este problema, as doenças e condições de doença, são categorizadas após a avaliação de várias normas

CLASSIFICAÇÃO -1

Três grupos principais:14

VATAJ

PITTAJ

KAPHAJA

VATAJ- PITTAJ

VATAJ- KAPHAJ

PITTAJ- KAPHAJ

VATAJ- PITTAJ- KAPHAJ

TRAUMÁTICO

CLASSIFICAÇÃO- 2

SAMANYAJA : Doença causada por um Dosha

NANATMAJA: Doença causada por mais do que um Dosha

CLASSIFICAÇÃO -3

DRISHTAPACHARJA: Doença causada por essas anomalias, que se verifica nesta semente da vida e pode ser vista.

ADRISHTAPACHARAJA: a causa da doença não é aparentemente vista, mas é entendida como sendo um resultado das falhas da vida anterior.

CLASSIFICAÇÃO- 4

Doença de acordo com a localização das partes do corpo

SHIRO ROGAS: doença da cabeça

NETRA ROGAS: doença dos olhos

KARNA ROGAS: doença dos ouvidos

NASA ROGAS: doença do nariz

KANTHA ROGAS: doença da garganta

MUKH ROGAS: doença da cavidade bucal ou da boca

URO ROGAS: doença do tórax

HRID ROGAS: doença do coração

UDAR ROGAS: doença do abdómen

VASTI ROGAS: doença da cavidade pélvica

CLASSIFICAÇÃO - 5

Doença segundo o sinal e os sintomas ou como principal problema

JWARA- febre

ATISARA- diarreia e sintomas semelhantes

RAKHA PITTA- hemorragias

KASHA- tosse, bronquite, etc

SWASHA- asma e sintomas semelhantes

HIKKA- soluço e sintomas semelhantes

AROCHAKA- aversão aos alimentos

TRISHNA- sede excessiva

DAHA- sensações de ardor

AJIRNA- indigestão, perturbações digestivas

ANAHA- flatulência, formação de ventos, etc

SHULA- cólicas incluindo cólicas de cálculos biliares, cólicas renais, etc

CHHARDI- vómitos e sintomas semelhantes

CLASSIFICAÇÃO - 6

GULMA: tumores abdominais

GRAHANI :sprue

ARSHA :hemorróidas

KSHAYA: tuberculose

SHOSHA: emaciações

UDAVARTA :eructação

KRIMIROGA: vermes intestinais

KUSTHA: doença de pele, dermatite

SHOTHA: tumefacções, hidropisia, anasarca

HANUSTAMBA: maxilares de fechadura

GRIDDHASI: ciática

CLASSIFICAÇÃO- 7

PANDU: anemia, pele branca

KAMALA: Icterícia

HALIMAKA: classe severa de icterícia

SVITRA: leucoderma, manchas brancas

SIDHMA: líquen plano

CLASSIFICAÇÃO- 8

De acordo com a origem

TADIATMIC: doença espiritual

ADIBAÚTICO: doença física

ADHIDAÍVEL: pelo poder super omni presente

CLASSIFICAÇÃO - 9

De acordo com o envolvimento de Rog- Margas

ABHYANTAR- MARGASHRITA

KOSTHASRITA

BAHIR- MARGASHRITA

SHANKHASRITA

MADHYA- MARGASRITA

MARMA- SANDHYASRITA

APROXIMAÇÕES DE AYURVEDA

Num período inicial, Ayurveda adoptou os "cinco elementos"; Prithvi (terra), Jala (água), Agni (fogo), Vayu (ar) e Akasa (céu) - que compõem o universo, incluindo o corpo humano. Chyle ou plasma (chamado rasa dhatu), sangue (raktadhatu), carne (masadhatu), gordura (medhadhatu), osso (asthidhatu), medula (majjadhatu), e sémen ou tecido reprodutivo feminino (sukradhatu) são considerados os sete elementos constituintes primários - saptadhatu do corpo. 13

De acordo com a teoria médica ayurvédica, acredita que a construção de um sistema metabólico saudável, a obtenção de uma boa digestão e uma excreção adequada são os três principais requisitos que conduzem à vitalidade. Sublinha um equilíbrio de três energias ou humores elementares - Dosha (literalmente o que se deteriora - Devangari: Dosha) são importantes para a saúde, porque quando existem em quantidades iguais, o corpo será saudável, e quando não estão em quantidades iguais, o corpo será insalubre de várias maneiras. Doshas ou humores são: vata (vento), pitt (gal), kapha (mucosa). Dá ênfase à utilização de medicamentos e tratamentos à base de plantas e são empregues centenas de medicamentos à base de plantas. 13

Uma teoria Ayurveda afirma que cada humano possui uma combinação única de dosha que define o temperamento e as características dessa pessoa. Outra visão, também presente na literatura antiga, afirma que a igualdade humoral é idêntica à saúde, e que as pessoas com preponderância de humor são proporcionalmente insalubres. 13

Causas de doença ou de doença

AS PERTURBAÇÕES NO EQUILÍBRIO DOS ELEMENTOS DOS TECIDOS RESULTAM EM DOENÇAS

A Ayurveda concebe duas grandes categorias de doenças do ponto de vista da etiologia fundamental. Em primeiro lugar, pode haver uma situação em que uma doença é o resultado de acções de uma vida passada, ou seja, do karma. O loka e o purusa interagem através do meio dinâmico de três factores fundamentais, a saber, kala (ritmo do tempo), buddhi (intelecto) e indriyartha (os sentidos). As doenças são irreversíveis na medida em que as causas imediatas (dhatus aflitos, sinais e sintomas), causas distantes (como dieta e regime inadequado) e a permutação e combinação de várias fracções de doshas são inumeráveis. Por permutação e combinações, os três doshas e sete dhatus podem formar inúmeras entidades. 15

Três factores importantes na causa da doença:
1. O erro Prajnaparadha do intelecto ou a compreensão errada do ambiente pode levar à doença. Esta é a principal causa de doença.
2. Asatmyendriyartha samyoga associação errada de objectos sensoriais com o aparelho sensorial.
3. Kala parinama, ou seja, o efeito do tempo.

Assim, o ayoga, atiyoga e mithyayoga dos indriyarthas ou, por outras palavras, o contacto inadequado e pervertido de objectos sensoriais, precipitam-se numa situação ou sensação estressante, que leva a uma doença. 15

1. Kala (época)
a) Hinayoga (ou ayoga) inferior ao calor normal do Verão, frio do Inverno ou qualquer outra variação climática de uma região.

b) Mithya yoga (ou ayoga) aparecimento de frio no Verão, calor no Inverno ou outra variação climática invulgar.

c) Atiyoga calor do Verão, frio do Inverno ou qualquer outra variação climática superior ao normal.

2.Artha (os sentidos e os seus objectos)

a) Hinayoga - Contacto insuficiente dos sentidos com objectos, por exemplo, ver objectos em pouca luz, permanecer na escuridão, ouvir um volume de som muito baixo, não ouvir, tocar ou saborear nada. 15

b) Mithyayoga- Correlação perversa dos sentidos com os seus objectos, que não são naturais, assustadores, espantosos, ouçam sons desagradáveis e abusivos; cheirem substâncias desagradáveis, sujas e sujas. 15

c) Atiyoga- Correlação excessiva dos sentidos com os seus objectos, por exemplo, ver objectos muito brilhantes durante muito tempo, ouvir sons muito altos; cheirar substâncias muito poderosas, demasiado calor, frio, massajar. 15

3. Carma (funções do corpo, mente e voz)

a) Hinayoga - Inactividade ou diminuição da actividade física, mental, vocal.

b) Mithyayoga- Actividades inusitadas ou desconhecidas como cair de grandes alturas, saltar, montar, massajar, arranhar e torcer partes do corpo, supressão ou iniciação de impulsos naturais e outros tipos de tormentos para o corpo.

c) Atiyoga- Excesso de actividades através do corpo, mente ou fala, exercício excessivo, equitação, falar demasiado em tom alto durante longos períodos, demasiado trabalho mental e pensamento. 15

AETIOPATOGÉNESE DA DOENÇA

Ayurveda propõe a teoria de svabhavoparamavada indicando que um ser vivo tem a capacidade natural inerente de se curar e de se recuperar de doenças e desordens. Prakriti ou normalidade ou natureza tem sempre uma vantagem sobre o vikriti ou doença. Os processos naturais da vida tentam sempre trazer de volta o estado de saúde dos vikriti para os prakriti. Mesmo que se justifique um médico ou medicamentos, estes só têm de ajudar a natureza na auto-cura espontânea. 15

A perda de equilíbrio pode ser devida a:

1. Indiscriminação dietética

2. Hábitos indesejáveis

3. Não observância das regras de vida saudável

4. Anomalias sazonais

5. Exercício impróprio

6. A aplicação errática de órgãos dos sentidos, acções incompatíveis do corpo e da mente podem também

resultam numa perturbação criadora do equilíbrio normal existente.

<u>**PROCESSO DE EXAME**</u>

O EXAME DA DOENÇA EM AYURVEDA É FEITO EM TRÊS, OITO, DEZ DOBRAS15

Exame triplo (Bidha) (Pariksha)

1) Observação visual (Darshan)

2) Percepção táctil (Sparsha)

3) Interrogatório (Prashna)

Oito (Asht)-foId, (bidha) exame (Pariksha)

1. Exame do pulso (Nandi pariksha)

2. Língua (Jihva pariksha)

3. Voz (Shabda pariksha)

4. Pele (Sparsha pariksha)

5. Olhos (Drka pariksha)

6. Aspecto geral (Akriti riksha)

7. Urina (Mutra pariksha)

8. Banqueta (Mala pariksha)

Exame Dez (Dash)-dois (Bidha) (Pariksha)

1. Constituição do corpo (Prakriti)

2. Estado patológico (Vikruti)

3. Vitalidade dos tecidos (Sara)

4. Construção física (Sanhana)

5. Medição do corpo (Pramana)

6. Adaptabilidade (Satmya)

7. Constituição psíquica (Satwa)

8. Capacidade digestiva (Ahara Shakti)

9. Capacidade para o exercício (Vyayama Shakti)

10. Idade (Vaya)

Revisão da literatura de várias plantas utilizadas na medicina dentária

REVISÃO DE LITERATURA

As plantas têm sido desde há muito os principais instrumentos do sistema medicinal tradicional. Embora antigos na origem, muitos paradigmas médicos tradicionais e as suas farmacopeias evoluíram para um sistema bastante sofisticado, utilizando milhares de plantas e o seu sistema natural. O povo rural e as tribos na Índia ainda hoje dependem largamente das florestas circundantes para as suas necessidades do dia-a-dia. As plantas medicinais estão a ser consideradas não só como uma fonte de cuidados de saúde, mas também como uma fonte de rendimento. A Índia tem uma rica diversidade de plantas medicinais. Vários trabalhadores têm realizado estudos extensivos sobre as actividades antibacterianas e antifúngicas de vários extractos de plantas, de tempos a tempos.

Embora não exista um registo autêntico dos medicamentos utilizados pelos povos antigos, no entanto o Rigveda, que é o livro mais antigo da biblioteca do homem, fornece informações curiosas sobre os medicamentos utilizados por eles. Atharvaveda, o outro livro religioso dos hindus, descreveu cerca de 2000 plantas com valor medicinal. SushrutaSamhita (1000 a.C.) regista ainda 700 plantas com propriedades medicinais. Além destas, tem havido uma série de trabalhadores de tempos a tempos que têm descrito a importância medicinal das plantas, nomeadamente Charak, Watts, Kirtikar&Basu, Nandkarni, Chopra, etc.

A Indian MateriaMedica é responsável por cerca de 35000 espécies sob várias drogas em bruto, tanto de origem indígena como exótica. John Fleming em 1810 publicou "A catalogues of Indian medicinal plants and drugs". Ainslie publicou o "Materiamedica of Hindustan" em 1813, Chopra publicou um livro em 1933, sobre droga indígena da Índia, (Jain, 1967; Bhattacharya, 1999).

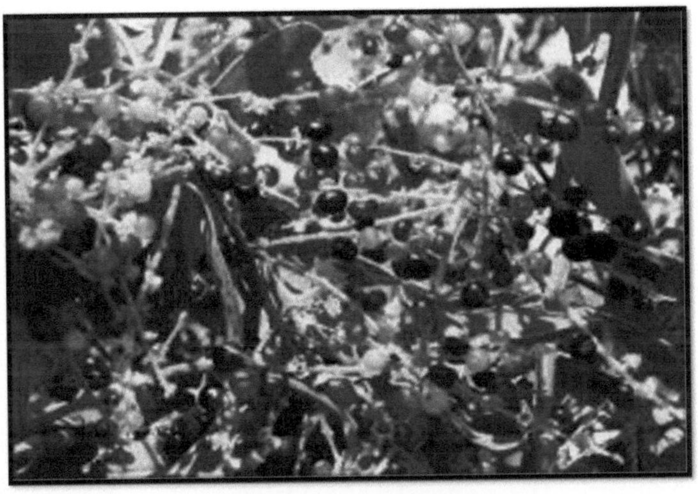
Figura 2a: Planta Miswak

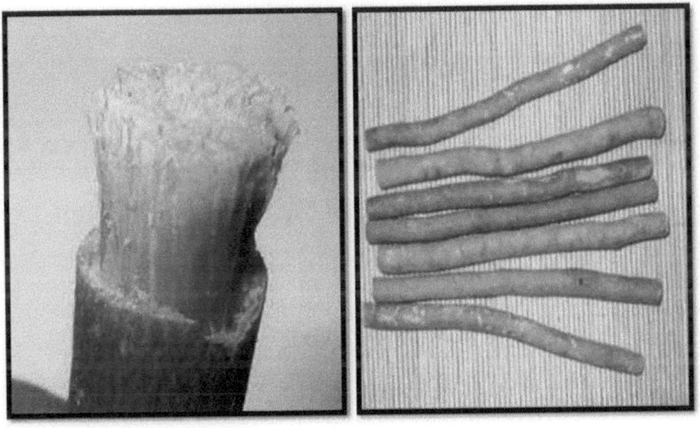
Figura 2b: Bastão de Despertar

MISWAK (SALVODORA PERSICA)

Miswak é uma palavra árabe que significa bastão de limpeza dos dentes. Em inglês, miswak tem sido mencionado como a "escova de dentes natural". O uso de miswak pode ser rastreado pelo menos até à época pré-islâmica.

Actualmente, muitas das populações mundiais, incluindo a Índia, Paquistão, vários países africanos, os países árabes e a maioria do mundo muçulmano ainda utilizam o miswak. Nas regiões geográficas em que o arbusto ou árvore Arak (nome botânico Salvadorapersica L) cresce, o miswak é interpretado como palitos de dentes preparados a partir desta planta. Onde S. persicais não crescem, o miswak é preparado a partir de outras plantas adequadas. O miswak é um pau com 15-20 cm de comprimento e 1-1,5 cm de diâmetro que é preparado a partir da raiz, caule, galhos ou casca. O pau é mastigado ou afilado numa extremidade até ficar desfiado num pincel. 16

- Eficácia de limpeza do mau-despertar

Foram oferecidas várias explicações para a eficácia de limpeza do miswak, incluindo:
   (i)   os efeitos mecânicos das suas fibras,
   (ii)   a sua libertação de produtos químicos benéficos
   (iii)   uma combinação de (i) e (ii).

Além disso, quando o procedimento de limpeza bucal que inclui a escovagem dos dentes, gengivas e língua é concluído, o mau-despertar é retirado ou pode ser deixado na boca por mais algum tempo. Deixado na boca, irá estimular a salivação e, assim, poderá haver um melhor efeito de limpeza.

- Efeito mecânico do mau-despertar

O miswak é geralmente utilizado durante um período de tempo mais longo do que uma escova de dentes moderna e a limpeza é geralmente implementada durante 5 a 10 min de cada vez. As fibras vegetais removem a placa bacteriana e simultaneamente massajam a gengiva. Ao contrário de uma escova de dentes moderna, as cerdas do miswak estão situadas ao longo do longo eixo do seu cabo. Consequentemente, as superfícies faciais dos dentes podem ser alcançadas mais facilmente do que as superfícies linguísticas ou os espaços interdentários.

Eid et al. relataram que a maioria dos utilizadores do miswak aplicou o miswak a ambos os aspectos dos seus dentes e que não foram observadas diferenças significativas na pontuação da placa facial entre os utilizadores do miswak e da escova de dentes. Vários estudos sugeriram que a eficácia do miswak era comparável com a da escova de dentes convencional ou demonstraram que as pontuações da placa bacteriana eram significativamente mais baixas após a utilização do miswak em comparação com a escova de dentes convencional utilizada sem pasta de dentes. **16**

Eid M et al (1990)17 efectuou um estudo sobre a relação entre mastigadores (Miswak) e saúde periodontal. Os autores declararam que os dados demográficos, hábitos de higiene oral, e o uso de Miswak. Mais de 50% dos sujeitos reportaram o uso de themiswak apenas nas superfícies faciais, enquanto 48,6% o aplicaram tanto nas superfícies faciais como linguais. Este é um grande inconveniente no uso de Miswak e é provavelmente o resultado da sua forma direita, o que torna difícil alcançar todas as superfícies dentárias. É necessária investigação adicional para determinar a capacidade do Miswak de alcançar todas as superfícies dentárias. existem dois métodos para a utilização do Miswak para limpar os dentes. Um método assemelha-se à técnica de subir e descer, enquanto que o outro assume uma acção rotativa ou circulante. Os autores concluíram que é geralmente aceite que os danos na gengiva podem resultar do uso agressivo ou impróprio de bastões de mastigação.

Eid AM et al (1991)18estudo conduzido sobre a relação entre os mastigadores (Miswak) e a saúde periodontal. Os autores declararam que a relação entre mastigadores (Miswak) e a recessão gengival. A recessão gengival foi medida nas superfícies faciais médias dos incisivos, caninos e pré-molares em 238 pacientes que apresentavam consultas dentárias de longa rotina. Todos os pacientes tinham sido previamente entrevistados relativamente aos seus hábitos de higiene oral e ao uso de miswak. Os pacientes foram divididos em três grupos: grupo miswak, grupo de escova de dentes, e grupo miswak/escova de dentes. Os autores concluíram que os utilizadores de miswak tinham significativamente mais (P< .05) sítios com recessão gengival em comparação com os utilizadores de escovas de dentes. Além disso, a gravidade da recessão foi significativamente mais pronunciada (P <.05) nos utilizadores de miswak do que nos utilizadores de escova de dentes.

ACTIVIDADE ANTIFÚNGICA DE SALVODORA PERSICA

Bagieh NH et al (1994)19 conduziram um estudo sobre o efeito do extracto aquoso de desvitalização no crescimento in vitro de Candida Albicans. Os autores declararam que várias concentrações de extracto aquoso de miswak preparado com meio sabouraud foram inoculadas com Candida albicans (isolado oral). Estes foram incubados a 37 graus C e a turbidez foi determinada por DO a 600 nm de comprimento de onda medido a intervalos específicos durante um período de 48 h. Os dados mostram que o extracto a uma concentração igual ou superior a 15%, tem um efeito fungistático até 48 h. Os autores concluíram que este efeito antimicótico se devia provavelmente a um ou mais dos conteúdos radiculares que incluíam cloro, trimetilamina e resina alcalóide, e compostos de enxofre.

ACÇÃO ANALGÉSICA DE SALVODORA PERSICA

Sulaiman MI et al (1996)20 realizaram um estudo sobre os efeitos analgésicos do mau-despertar. Os autores declararam que a decocção de miswak tem um efeito analgésico e para descrever o perfil anti-nociceptivo de miswak. A decocção miswak foi injectada intraperitonealmente em ratos MFI em volumes de dose de 0,3 - 12,5 ml/kg 15 min. antes dos testes analgésicos. Os resultados mostraram que a decocção miswak reduz a resposta dos ratos a estímulos químicos e térmicos de forma a depender da dose. A dose efectiva 50 (ED50) foi de 3,5, 0,45, e 5,5 ml/kg para os testes de placa quente, movimento de cauda, e reflexo de contorcer, respectivamente. Os efeitos analgésicos da decocção de torção errada nos três testes foram antagonizados pelo tratamento prévio por Naloxone (0,4 mg/kg). Os autores concluíram que o miswak tem um efeito analgésico que é aparentemente mediado através da interacção com a via opiácea central e/ou periférica.

Sadhan AL et al (1999) 21 reviewed on miswak (chewing stick): a cultural and scientific heritage. Os autores declararam que alguns dos diferentes tipos de pauzinhos de mascar usados em todo o mundo, com especial ênfase na planta mais usada no Médio Oriente, o Arak (Salvadorapersica). Os aspectos farmacológicos e terapêuticos do Miswak e o seu papel no controlo da placa bacteriana, recessão gengival, desgaste dos dentes, sangramento das gengivas e saúde periodontal são discutidos com referência à literatura actual. Os autores concluem com a forma de seleccionar e utilizar o Miswak.

Almas K et al (1999)22 realizaram um estudo sobre os efeitos antimicrobianos dos extractos de varas mastigadoras de Azadirachta indica (Neem) e Salvadora persica (Arak). Os autores declararam que os paus de mascar (Miswak) são mais comummente utilizados no Médio Oriente e o Subcontinente Indiano Salvadora persica (Arak) e Azadirachta indica (Neem) são comummente utilizados como instrumentos de higiene oral em diferentes partes do mundo, Vários estudos demonstraram o efeito anti-cárico e antibacteriano destes paus. Os autores comparam a eficácia da actividade antimicrobiana dos extractos aquosos das varas de mascar Neem e Arak em várias concentrações. A inibição microbiana foi medida utilizando o método de ágar-sangue e placa de fossa até

48 horas. O pH do extracto de Neem foi 6,1 e de Arak foi 4,9 Os dados sugerem que ambos os extractos de bastão mastigador são eficazes a 50% de concentração em streptococcus mutans e Streptococcus faecalis. O extracto de Arak foi mais eficaz em concentrações mais baixas para Streptococcus faecalis. O efeito pode ser devido à diferença da sua composição química e variabilidade do seu PH. Os autores concluíram que é necessária mais investigação para extrapolar outras plantas utilizadas para a higiene oral. Os pauzinhos de mastigar são recomendados como instrumentos de higiene oral para a promoção da saúde nos países em desenvolvimento.

Almas (2001)23 estudo **conduzido** sobre os efeitos antimicrobianos de sete tipos diferentes de paus de mastigação encontrados no Paquistão e noutros países asiáticos. O autor declarou que amostras dos paus de mastigação mais utilizados em Neem (AzadirechtaIndica), Zaitoon (Oleaeuropaea)Kikar (Accaciaarabica), Peelu (Salvadora persica),Ban (Glycosmicpentaphylla), Khiran (Capparisaphylla)e Arak (Salvadora persica). 100 gm de cada um dos paus de mastigação foram utilizados na experiência. O método da placa de vala foi utilizado para testar a actividade antimicrobiana de sete paus mastigadores asiáticos contra Streptococcus faecalis, streptococcus mutans, staphylococcus aureus e candida albicans. Os autores concluíram que havia efeito antimicrobiano no Streptococcus faecalis a 50% de concentração de kikar (Arábia Arábica acacia) e Arak (salvodora persica).

Cristine D et al (2001)24 revisto sobre mastigadores: escovas de dentes naturais intemporais para limpeza oral. Os autores afirmaram que a manutenção da higiene oral através da remoção regular da placa dentária e dos depósitos alimentares é um factor essencial na prevenção da cárie dentária e da doença periodontal. Os métodos de higiene oral variam de país para país e de cultura para cultura. Apesar da utilização generalizada de escovas de dentes e pastas de dentes, métodos naturais de limpeza dentária utilizando paus de mastigação seleccionados e preparados a partir dos galhos, caules ou raízes de uma variedade de espécies vegetais têm sido praticados há milhares de anos na Ásia, África, Médio Oriente e Américas. Estudos clínicos seleccionados demonstraram que os paus mastigadores, quando usados correctamente, podem ser tão eficientes como as escovas de dentes na remoção da placa dentária devido ao efeito combinado da limpeza mecânica e do aumento da salivação. Foi também sugerido que substâncias antimicrobianas que protegem naturalmente as plantas contra vários microrganismos invasores ou outros parasitas podem lixiviar para a cavidade oral, e que estes compostos podem beneficiar os utilizadores através da protecção contra bactérias cariogénicas e periodontopáticas. Alguns estudos clínicos epidemiológicos apoiam isto, e muitas investigações laboratoriais têm sugerido a presença de componentes antimicrobianos heterogéneos extraíveis através de diferentes procedimentos químicos. Alguns estudos recentes identificaram alguns dos compostos antimicrobianos activos. Os autores concluíram que os mastigadores ainda são utilizados em muitos países em desenvolvimento devido à religião e/ou tradição, e devido à sua disponibilidade, baixo custo e simplicidade. A Organização Mundial de Saúde também encoraja a sua utilização. O Relatório de Consenso sobre Higiene Oral do Ano 2000 afirma que os mastigáveis podem ter um papel a desempenhar na promoção da higiene oral, e que a avaliação da sua eficácia justifica mais investigação.

Estudo **realizado pelo Almas K (2002)25** para avaliar os efeitos do CHX e do extracto miswak sobre a dentina humana saudável e periodicamente envolvida. O autor declarou que dezasseis pré-molares humanos recentemente extraídos por razões ortodônticas e periodontais foram utilizados no estudo. Os dentes estavam livres de cáries, restaurações cervicais, ou erosões. Os exemplares de discos dentinários foram preparados e metade deles foram gravados com ácido cítrico a 6% durante 120 seg. Tanto as amostras gravadas como as não gravadas foram posteriormente tratadas com CHX e 50% de extracto de despertar e preparadas para o exame de Scanning Electron Microscopic (SEM). O autor concluiu que o CHX 0,2% e o extracto miswak 50% tiveram um efeito semelhante sobre a dentina no grupo de controlo. O extracto miswak removeu mais camada de esfregaço em comparação com o CHX. É necessária mais investigação in vivo para comparar os efeitos do CHX e do extracto miswak sobre os dentes periodontalmente envolvidos e os dentes com hipersensibilidade dentária.

Otaibi et al (2003)26 realizaram um estudo sobre o efeito do bastão mastigador (miswak), e da escovagem dos dentes na remoção da placa bacteriana e saúde gengival. Os autores declararam que os participantes eram 15 homens saudáveis voluntários da Arábia Saudita com idades compreendidas entre 21 e 36 anos, que frequentavam o Centro Dentário do Hospital Especialista Al-Noor na cidade de Makkah, na Arábia Saudita. O estudo foi concebido como um estudo único, cego e aleatório de crossover. Os índices gengivais de Quigley-Hein modificado por Turesky e Löe-Silness e fotografias digitais da distribuição da placa foram registados na linha de base, uma semana após a limpeza profissional dos dentes, e novamente após três semanas de utilização do miswakak ou da escova de dentes. A limpeza profissional dos dentes foi repetida, e após mais três semanas a utilização de ambas é de despertar ou escova de dentes (utilizando o método alternativo ao utilizado no primeiro período experimental), foram registados novamente os índices de placa e gengiva, e fotografias digitais da distribuição da placa bacteriana. Os autores comparam a utilização do despertador resultou em reduções significativas nos índices de placa (p <0,001) e gengival (p <0,01). A análise de imagem da distribuição da placa mostrou uma diferença significativa na redução da placa entre os períodos de despertar e escova de dentes (p <0,05). Os autores concluíram que o despertar errado é mais eficaz do que a escova de dentes para reduzir a placa bacteriana e a gengivite, quando precedido por instrução profissional na sua correcta aplicação. Assim, o miswak parece ser mais eficaz do que a escovagem dos dentes para remover a placa bacteriana das embrulhaduras, melhorando assim a saúde interproximal.

Estudo **realizado pelo Almas K (2004)27** para avaliar a actividade antimicrobiana do bastão de mastigação miswak (Salvadorapersica). O autor declarou que utilizando saliva dos pacientes e medindo o efeito do miswak (bastão mastigador), extracto de miswak, escova de dentes, e salina normal em mutans e lactobacilos. Foram incluídos no estudo quarenta sujeitos masculinos com idades compreendidas entre os 20-45 anos, havia quatro grupos de dez sujeitos cada. Para o estudo, foi utilizado 50% de extracto de miswak (solução). Os níveis de estreptococos de mutans e lactobacilos foram medidos utilizando bactérias CRT (Caries Risk Test) da linha Vivacare 2 em 1 kit, comercialmente disponíveis. Os resultados mostraram que houve uma redução acentuada de estreptococos mutans entre todos os grupos. Quando os grupos foram comparados, a redução de estreptococcus mutans foi significativamente maior utilizando o desvitalização em comparação com a escovagem dos dentes (p = 0,013), e não houve diferença significativa na redução de lactobacilos (p = 0,147). O autor concluiu que o miswak tem um efeito antimicrobiano imediato. Os Streptococcus mutans eram mais susceptíveis à actividade antimicrobiana do que os lactobacilos. A ingestão dietética de açúcar e o estado de saúde oral podem ser considerados para ensaios clínicos controlados com especial ênfase na actividade antibacteriana de miswak em bactérias cariogénicas durante um período de tempo mais longo. Uma escova de dentes com e sem pasta de dentes deve ser comparada apenas com o despertar errado. É necessária mais investigação com um tamanho de amostra maior.

Al-Otaibi M et al (2004)28estudo **realizado** sobre os efeitos da mastigação de bastão de mascar (de S. persica) e escova de dentes na microflora subgengival da placa bacteriana. Os autores declararam que para investigar se os componentes extraídos de S. persica podem interferir com os microrganismos da placa subgengival. A identificação e quantificação de espécies microbianas foram realizadas pelo método do tabuleiro de controlo, usando sondas de DNA genómicas completas, marcadas com digoxigenina. Foram examinadas zonas de inibição em torno de miswak em placas de ágar com actinobacillusactinomycetemcomitans e a leucotoxicidade desta bactéria foi analisada num bioensaio com macrófagos+/extractos de miswak. O miswak e a escovagem dos dentes tiveram uma influência semelhante nos níveis da microbiota subgengival. Os autores concluíram que os actinomycetemcomitans foram significativamente mais reduzidos por miswak (p<0,05) do que por escovagem de dentes. Em contraste com o uso de escova de dentes, o uso de miswak reduziu significativamente a quantidade de A. actinomycetemcomitans na placa subgengival.

ACÇÃO ANTIPLAQUE/ ANTIBACTERIANA/ ANTI-CARIOGÉNICA DE SALVODORA PERSICA

Darmani H et al (2006)29estudo **conduzido** sobre os efeitos dos extractos de dois mastigadores na proliferação de fibroblastos e na viabilidade das bactérias cariogénicas. Os autores declararam que extractos aquosos de miswak (salvadorapersica: arak tree) e derum (juglansregia; nogueira) foram preparados e os seus efeitos investigados no crescimento de fibroblastos de rato Balb/C 3T3 através da medição da actividade da desidrogenase succínica mitocondrial. Os dados revelaram que os fibroblastos de Balb/C 3T3 expostos a extractos aquosos de miswak ou derum mostraram um aumento da proliferação celular de 156% e 255%, respectivamente, em comparação com os controlos (p < 0,0001). Os autores concluíram que os extractos aquosos de miswak e derum aumentam o crescimento de fibroblastos e inibem o crescimento de bactérias cariogénicas, com o extracto de derum a mostrar maior actividade do que o miswak.

Poureslami HR et al (2007)30 realizaram um estudo sobre os efeitos paraclínicos do extracto miswak na placa dentária. Os autores declararam que a investigação experimental envolveu três estudos in vitro, incluindo: 1) testes in vitro do efeito do extracto Miswak sobre bactérias seleccionadas, 2) comparando os efeitos paraclínicos da pasta de dentes iraniana contendo extracto Miswak e pasta de dentes placebo sobre a placa dentária, e 3) comparando o efeito antibacteriano da pasta de dentes iraniana com a pasta de dentes suíça (Quail Miswak) sobre a placa dentária. O método de difusão em disco foi utilizado para testar a sensibilidade bacteriana das pastas de dentes. No primeiro estudo, o extracto Miswak inibiu o crescimento de algumas bactérias da placa dentária. No segundo estudo, o efeito antibacteriano da pasta de dentes herbal foi significativamente maior do que o do placebo (P =0,002). No terceiro estudo, foram utilizadas quatro amostras de bactérias da placa dentária e não houve diferença entre os efeitos antibacterianos das pastas de dentes à base de ervas suíças e iranianas (P =0,66). Os autores concluíram que, devido a este efeito antimicrobiano do extracto de despertar, a sua utilização em lavagens bucais e pastas de dentes é altamente recomendada.

Nawal A et al (2007)31 realizaram um estudo sobre os efeitos antimicrobianos de um extracto alcoólico de solução de Salvadora Persica como irrigante de canal radicular. Os autores compararam-no com os irrigantes de canais radiculares actualmente utilizados (5,25% hipoclorito de sódio, 0,2% clorexidina, e soro fisiológico normal). Os pacientes foram divididos aleatoriamente em quatro grupos, 12 pacientes para cada um e tratados com 15% de extracto alcoólico de Salvadora Persica, 0,2% de gluconato de clorexidina como controlo positivo, 5,25% de hipoclorito de sódio como controlo positivo e salina normal como controlo negativo, respectivamente. Os autores concluíram que 15% de extracto alcoólico de salvadora persica tinha um efeito antimicrobiano significativo que não era significativamente diferente do hipoclorito de sódio e da clorexidina, e significativamente diferente da soro fisiológico normal.

Bayati et al (2008)32 realizaram um estudo sobre a actividade antimicrobiana de extractos de Salvador apersica L. contra alguns agentes patogénicos orais isolados. O autor declarou que extractos aquosos e metanol de Salvador apersica, uma planta utilizada no Iraque para a higiene oral, foi investigada pelas suas actividades antimicrobianas contra 7 patogénios orais isolados: Staphylococcus aureus, Streptococcus mutans, Streptococcus faecalis, Streptococcus pyogenis, Lactobacillus acidophilus, Pseudomonas aeruginosa, e Candida albicans utilizando ensaios de difusão em disco e diluição em micropoços. De acordo com ambos os ensaios antimicrobianos, o extracto aquoso inibiu todos os microrganismos isolados, especialmente a espécie streptococcus, e foi mais eficiente do que o extracto de metanol, ao qual foi resistido por Lacto. acidophilus e Ps. aeruginosa. A actividade antibacteriana mais forte foi observada utilizando o extracto aquoso contra Strep. faecalis (zona de inibição: 22,3 mm; MIC: 0,781 mg/ml). Ambos os extractos tiveram igual actividade antifúngica contra C. albicans com base no teste de turbidez (MIC: 6,25 mg/ml).Miswak e miswak em pó são excelentes agentes de higiene oral, e a sua utilização deve ser promovida com base no conhecimento científico dos seus benefícios e utilização adequada. O autor concluiu que o miswak está amplamente disponível nesta parte do mundo e é barato, os bastões de mastigação miswak podem ser de grande ajuda nos países em desenvolvimento com restrições financeiras e instalações de cuidados de saúde orais limitadas.

Hooda A et al (2009)33estudo **conduzido** sobre o efeito dos bastões de mastigação e da escova de dentes moderna e da pasta de dentes na higiene oral e dentária. Os autores afirmaram que existe uma longa história de utilização de plantas para melhorar a saúde dentária e promover a higiene oral, sendo ainda comummmente praticada entre as comunidades afro-asiáticas. Os paus de tamanho de lápis são moldados a partir de certas partes de plantas e são mastigados numa extremidade até ficarem desgastados numa escova e a extremidade da escova é utilizada para limpar os dentes de uma forma semelhante à escova de dentes. As partes de plantas quando usadas desta forma são geralmente referidas como o "pau mastigador". A sua utilização ainda continua na era moderna da odontologia. Os autores concluíram que é barata e facilmente disponível nas zonas rurais. Além disso, são também utilizadas por razões consuetudinárias e religiosas. Vários estudos demonstraram o efeito antiplaca, anti-carrosa e antibacteriana destas varas.

DESPERTAR E ESCOVAR OS DENTES UM ESTUDO COMPARATIVO

Lawal MT et al (2010)34reviewed on oral hygiene and the use of plants. Os autores declararam que os métodos utilizados na higiene oral para prevenir e curar doenças orais. As plantas desempenham um papel importante na higiene oral, uma vez que algumas delas têm propriedades medicinais. Em comparação com a pasta de dentes, destacam-se as lavagens bucais, desnitrificantes, etc., plantas utilizadas para a higiene oral. Os autores concluíram que a escovagem dos dentes com escovas e pastas de dentes à base de flúor tem sido acompanhada de algumas desvantagens, tais como a utilização de escovas de dentes duras com acção de serragem horizontal que causa abrasão em adultos, suspeita-se também que a escovagem dos dentes seja responsável pela erosão dos dentes. Verificou-se que as plantas têm uma vantagem na cura de doenças orais em vez de incorrerem em infecções ou doenças para os utilizadores.

Yaheya M et al (2010)35reviewed on botanicals promoting oral and dental hygiene. Os autores afirmaram que existe uma longa história de utilização de plantas para melhorar a saúde dentária e promover a higiene oral. Em várias partes do mundo onde a escovação dentária por métodos modernos é pouco comum, a prática da limpeza dentária por varas de mastigar é muito comumente observada. Um aumento na utilização de dietas açucaradas, especialmente produtos de padaria e bebidas carbonatadas, aumenta a prevalência da cárie dentária. Este padrão de dieta pouco saudável é mais comum em crianças e adolescentes, razão pela qual a cárie dentária é considerada uma doença da infância. A falta de higiene oral desde a infância até à idade adulta resulta na acumulação de placas e cálculos, que são os principais factores etiológicos para a gengivite (inflamação das gengivas) e periodontite (inflamação dos tecidos de suporte dos dentes). Existem provas esmagadoras de que a doença periodontal e a cárie dentária afectam a maioria das populações, a sua prevalência e gravidade variam de acordo com a idade, sexo, raça, áreas geográficas, factores socioeconómicos, factores locais e sistémicos e métodos de limpeza oral. Sem dúvida, o reino vegetal é a fonte para quase todos os produtos farmacêuticos. Os paus de escova de dentes naturais podem ser utilizados pela grande maioria das pessoas que não têm meios para comprar a escova de dentes e a pasta de dentes comerciais ocidentais. Os paus de escova de dentes provaram ser importantes para a higiene oral e dentária e, por conseguinte, são úteis na diminuição da cárie dentária. Os autores concluíram que o potencial da escova de dentes natural na prevenção e tratamento das doenças comuns da cavidade oral e dos dentes, tais como maus odores, cáries dentárias, placa bacteriana, etc.

Bhat K et al (2011)36estudo **conduzido** sobre a avaliação do efeito antimicrobiano imediato do despertar (bastão mastigador) e da escova de dentes em bactérias cariogénicas. Os autores declararam clinicamente utilizar a saliva dos participantes e medir o efeito de miswak, extracto de miswak, escova de dentes e solução salina normal em Streptococcus mutans e lactobacilos. Quarenta sujeitos dentários com idades compreendidas entre os 18-25 anos foram incluídos no estudo. Para este estudo, foi utilizado 50% de extracto de miswak (solução). As amostras de saliva foram analisadas quanto à presença de

Streptococcus mutants e Lactobacillus pela técnica de diluição em série em placas de mitissalivarius agar e rogosa agar, respectivamente. Os autores descobriram que o despertar errado e o seu extracto tiveram um efeito prejudicial muito significativo tanto nas cáries dentárias causadoras de microrganismos nas condições testadas. Ambos estes métodos tinham mostrado uma redução significativa da contagem microbiana em comparação com a escova de dentes e a soro fisiológico no presente estudo. No caso da comparação de sexos, a redução da contagem microbiana nas fêmeas foi mais para ambas as bactérias cariogénicas do que para o número de machos estudados. Os autores concluíram que o miswak provou o potencial efeito benéfico do miswak e do extracto miswak na prática de higiene oral dos dias de hoje.

Devi MA et al (2011)[37]estudo **realizado** sobre a eficácia da remoção da placa bacteriana entre o mau funcionamento do bastão de mastigação e a escova de dentes manual. Os autores declararam que uma amostra de 60 indivíduos foi distribuída aleatoriamente em dois grupos, 30 indivíduos do grupo A (escova de dentes manual) e 30 indivíduos do grupo B (bastão mastigador). O índice da placa (Turesky et al, índice da placa de Quigley Hein modificado) foi utilizado para avaliação da linha de base, pré e pós-intervenção. Depois, os dados foram recolhidos e submetidos a análise estatística e o teste utilizado foi o teste Student-t. Os resultados foram dados separadamente para comparação entre e dentro do grupo. A diferença na pontuação média da PI entre os utilizadores de escovas de dentes e os utilizadores de varetas de dentes é considerada estatisticamente significativa ($p < 0,01$). A pontuação média PI mais elevada foi encontrada em utilizadores de bastão de dente em comparação com utilizadores de escova de dentes e a diferença média foi estatisticamente significativa. A diferença na pontuação média da PI em ambos os grupos, antes e depois da intervenção, foi estatisticamente significativa ($p < 0,001$). Os autores concluíram que a escova manual e os palitos de dente miswak (salvadora persica) são ambos eficazes na remoção da placa bacteriana, mas a escova manual foi mais eficaz do que o palito de dente Miswak, o que foi estatisticamente significativo.

Akhtar J et al (2011)38reviewed on phytochemical and pharmacological properties of miswak. O autor declarou que o fortalecimento das gengivas, previne a cárie dentária, eliminando as dores de dentes e travando o aumento da cárie que já se instalou . cria uma fragrância na boca, elimina o mau cheiro, melhora o sentido do paladar, e faz com que os dentes brilhem e brilhem. A autora concluiu que os valores terapêuticos de despertar erróneo ascorretivo, desobstrutivo, tónico hepático, diurético, analgésico, anti-helmíntico, adstringente, litontriptico, carminativo, diurético, afrodisíaco, e estomacal.

SALVADORA PERSICA COMO IRRIGANTE DE CANAIS RADICULARES

ChauguleV et al (2011)39- estudo **conduzido** sobre a avaliação comparativa da actividade antimicrobiana de miswak, própolis, hipoclorito de sódio e salina como irrigantes de canais radiculares por cultivos microbianos e quantificação em dentes primários cronicamente expostos. Os autores declararam que o estudo foi efectuado em 40 dentes primários infectados (20 pacientes do sexo masculino e 20 do sexo feminino). Os sujeitos foram divididos em 4 grupos de 10 crianças. O grupo 1 recebeu 3 % de hipoclorito de sódio como solução irrigante, o grupo 2 recebeu 12,5 % de extracto alcoólico de miswak, o grupo 3 recebeu 11 % de extracto alcoólico de própolis e o grupo 4, 0,9 % de solução salina. As amostras foram cultivadas em triptoseoya ágar a uma temperatura de 37 C durante 24 -48 horas. As colónias foram contadas com um contador de colónias digital. Para a análise estatística, utilizámos o teste t não reparado ao nível de significância 0,05 e o teste ANOVA para análise de variância. Os autores concluíram que o despertar errado poderia ser um bom substituto natural do hipoclorito de sódio, enquanto a própolis se mostrou comparável aos do controlo negativo.

Balto H et al (2012)40 estudo **conduzido** para avaliar a eficácia de um extracto de persica salvadora etanolica na remoção da camada de esfregaço após um procedimento de canal radicular. Os autores declararam que os sessenta dentes humanos de raiz única extraídos foram limpos, moldados, e divididos em quatro grupos. Os grupos experimentais 1 ($n = 20$) e 2 ($n = 20$) foram irrigados com 1 mg/ml e 5 mg/ml *de S. persica*, respectivamente. A solução de 5 mg/ml de S. persica foi significativamente mais eficaz do que a solução de 1 mg/ml. Os autores concluíram que a solução de 5 mg/ml de S. persica era tão eficaz como 17% EDTA na remoção da camada de esfregaço do terço coronal da parede do canal.

Ahmad H et al (2012)41reviewed on therapeutic properties of miswak :a chewing stick. Os autores afirmaram que o miswak tem geralmente 15 cm de comprimento e 1 cm de diâmetro é retirado das raízes ou galhos jovens de salvadora persicaL. miswak tem sido usado na medicina popular durante muito tempo para diferentes tratamentos de condição médica. O uso cultural e religioso do miswak para a higiene dentária ainda se encontra muito difundido, em partes da Ásia, África e Médio Oriente, e devido à sua ampla distribuição. Estudos clínicos comparando utilizadores adultos habituais de miswak e utilizadores habituais de escovas de dentes demonstraram um melhor estatuto periodontal em utilizadores de meswak. No entanto, os efeitos benéficos da meswak no que diz respeito à higiene oral e saúde dentária devem-se em parte à sua acção mecânica e acções farmacológicas. Diferentes estudos concluem que os valores destes bastões se devem provavelmente aos seus diferentes componentes químicos e formas de mecanismos de limpeza. A literatura anterior revela que a meswak tem fortes actividades antimicrobianas (antibacterianas, antifúngicas e antivirais) e farmacológicas (hipoglicémicas, anti-agregação plaquetária, anti-ulcer, e anti-oxidantes). O uso de meswak foi recomendado pelo Islão. Na verdade, a meswak era conhecida antes do Islão, mas o Islão acrescentou uma perspectiva religiosa ao uso da meswak. É dotado de várias características que apoiam a sua utilização. Tendo em conta tais factos, a ecologia, distribuição geográfica, e os constituintes químicos da planta têm sido investigados ao longo do tempo por vários investigadores. Os autores concluíram que os aspectos terapêuticos da meswak e o seu importante papel no controlo da placa bacteriana, recessão gengival, desgaste dos dentes, sangramento das gengivas e saúde periodontal, bem como a sua disponibilidade e factor de custo barato, podem ser as principais razões para a sua recomendação pela organização mundial de saúde.

HalawanyHS (2012)42reviewed on miswak and its influence on oral health. O autor declarou que as vantagens e desvantagens da sua utilização. Estudos descritivos e experimentais forneceram provas consideráveis de que a planta *S. persica* e os seus extractos exercem efeitos benéficos sobre os tecidos orais e ajudam a manter uma boa higiene oral. É encorajador notar o grande número de estudos e ensaios clínicos que examinaram os efeitos do despertar de *S. persica* e o valor que as pessoas lhe atribuem desde os tempos antigos. O uso de *S. persica* miswak sozinho ou em combinação com as escovas de dentes convencionais, quando executado judiciosamente, resultará em saúde e higiene oral superior. O autor concluiu que o *S. persica* miswak pode ser recomendado para uso regular, dados os seus efeitos favoráveis na saúde oral, baixo custo, disponibilidade imediata, e simplicidade de uso.

TalhaKM et al (2013)43estudo conduzido sobre o efeito de pastas dentífricas de despertar e flúor na placa dentária. Os autores declararam que o efeito de ambas as pastas de dentes sobre o pH da placa dentária e da saliva. O pH da placa e da saliva foram medidos utilizando um medidor portátil de pH. Foi pedido às crianças que escovassem os dentes duas vezes por dia durante 2 semanas. Não houve aumento estatisticamente significativo no pH médio da placa dentária após a utilização de pasta de dentes fluoretada. Enquanto o grupo miswak, mostrou um aumento estatisticamente significativo no pH médio da placa após 2 semanas. Embora os valores médios do pH da saliva de ambos os grupos tenham aumentado ligeiramente, não foi estatisticamente significativo. Quanto ao grupo do flúor, houve uma redução estatisticamente significativa nos valores médios de log10 da contagem de S. Mutans CFU após o tratamento. Enquanto que o grupo miswak, não mostrou uma redução estatisticamente significativa nos valores médios log10 da contagem de UFC de S. Mutans após o tratamento. Tanto o grupo de flúor como o grupo miswak, mostraram uma redução estatisticamente significativa nos valores médios log10 da contagem de Lactobacillus CFU após o tratamento. Os autores concluíram que ambas as pastas de dentes têm um bom efeito antimicrobiano nas bactérias produtoras de cárie. A pasta de dentes miswak elevava o pH da placa; enquanto que ambas as pastas de dentes não têm efeito sobre o pH da saliva.

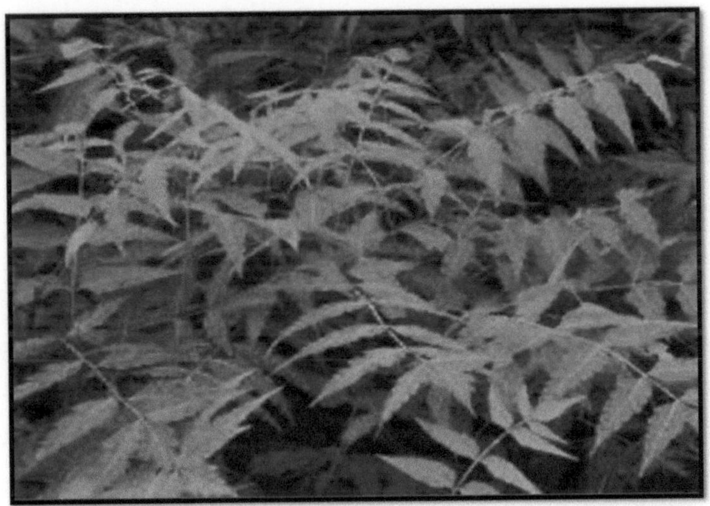

Figura 3a: Planta Neem

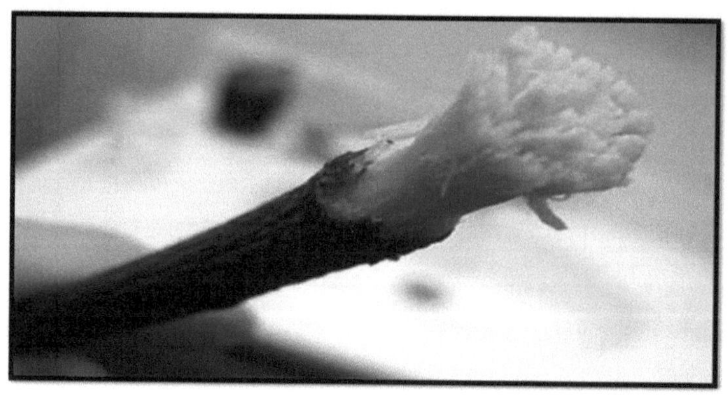

Figura 3b: Bastão Neem

NEEM (AZADIRACHTA INDICA)

Nativa da Índia onde o neem é considerado um "dom sagrado da natureza ao homem", Esta árvore, cujos benefícios são conhecidos há 4000 anos, é descrita pelos nativos como a **"Farmácia da aldeia" devido ao** seu vasto espectro de qualidades medicinais. Desde quase o início da história humana registada, as pessoas têm tirado partido da notável árvore do nim. As suas qualidades medicinais estão descritas nos primeiros escritos em sânscrito datados de há cerca de 4500 anos. Forma uma fundação do antigo sistema indiano de cura natural, Ayurveda. Nestes textos antigos o neem é mencionado em quase 100 entradas para o tratamento de uma vasta gama de doenças e sintomas, a maioria dos quais continua a afligir a humanidade. Embora o neem seja uma das ervas mais antigas e mais amplamente utilizadas na terra, só agora estão a ser realizadas intensas investigações científicas sobre as propriedades do neem. Durante o curso do movimento pela liberdade na Índia, liderado por Mahatma Gandhi, houve um recrudescimento do sentimento 'swadeshi' ou nacionalista. Isto levou a um movimento para encorajar a ciência 'swadeshi'. A investigação Neem na Índia fez parte deste movimento. O trabalho pioneiro sobre a possível utilização comercial do óleo e bolo do Neem foi feito pelo Instituto Indiano de

Ciência em Bangalore durante a década de 1920. Estes estudos confirmaram a eficácia dos seus usos tradicionais e estão a encontrar ainda mais usos para o Neem. 44

VankaA et al (2001)45 realizaram um estudo sobre o efeito da lavagem da boca indígena neem azadirachta no crescimento de Streptococcus mutans e lactobacilos. Os autores afirmaram que o neem é uma das árvores tropicais mais pesquisadas, com quase todas as suas partes a serem colocadas para uma variedade de usos. O efeito antibacteriano do neem contra os níveis salivares de Streptococcus mutans e lactobacilus foi testado durante um período de 2 meses. Também foi avaliado o seu efeito na inversão de lesões cariosas incipientes. Enquanto o estreptococo mutans foi inibido por lavagens bucais Neem, com ou sem álcool, bem como com clorexidina, o crescimento do lactobacillus foi inibido apenas pela clorexidina. Os autores concluíram que o efeito neem na inibição de S. mutans e na inversão de lesões cariosas incipientes, os ensaios clínicos a longo prazo são essenciais.

Biswas et al (2002)46reviewed on biological activities and medicinal properties of neem (Azadirachta indica)". Os autores afirmaram que o neem é talvez a planta medicinal tradicional mais útil na Índia. Cada parte da árvore do néem tem alguma propriedade medicinal e é, portanto, comercialmente explorável. Durante as últimas cinco décadas, para além da química dos compostos do neem, foram alcançados progressos consideráveis no que diz respeito à actividade biológica e aplicações medicinais do neem. É agora considerada como uma fonte valiosa de produtos naturais únicos para o desenvolvimento de medicamentos contra várias doenças e também para o desenvolvimento de produtos industriais. Os autores concluíram que a sua visão de pássaro dá uma visão principalmente sobre as actividades biológicas de alguns dos compostos do neem isolados, acções farmacológicas dos extractos do neem, estudos clínicos e aplicações medicinais plausíveis do neem juntamente com a sua avaliação de segurança.

ACTIVIDADE ANTI-BACTERIANA / ANTIPLAQUE OD AZADIRACHTA INDICA

Pai MR et al (2004)47 estudo **conduzido** sobre a avaliação da actividade antiplaquetária do gel de extracto de folha de Azadirachta indica - um estudo clínico de 6 semanas. Os autores declararam que vários agentes químicos foram avaliados ao longo dos anos no que diz respeito aos seus efeitos antimicrobianos na cavidade oral; no entanto, todos estão associados a efeitos secundários que proíbem a utilização regular a longo prazo. Por conseguinte, a eficácia do extracto de folha de neem (Azadirachta indica A. Juss) contra a formação de placas foi avaliada em homens entre a faixa etária de 20-30 anos durante um período de 6 semanas. O presente estudo inclui a formulação de gel dentário muco-adhesivo contendo extracto de folha de Azadirachta indica (25 mg/g). Foi realizado um estudo clínico de 6 semanas para avaliar a eficácia do gel dentário de extracto de neem com gluconato de clorexidina (0,2% p/v) disponível comercialmente como controlo positivo. Foi realizada uma avaliação microbiana das espécies Streptococcus mutans e Lactobacilli para determinar a diminuição total da contagem de bactérias salivares ao longo de um período de tratamento, utilizando um método semi-quantitativo de estrias de quatro quadrantes. Os autores concluíram que o gel dental contendo extracto de neem reduziu significativamente (P<0,05) o índice da placa e a contagem bacteriana do que o do grupo de controlo.

Lloyd AC et al (2005)48estudo **realizado** sobre a actividadeanticandidal de azadirachtaindica. Os autores declararam que a actividade antifúngica de 10 extractos diferentes de grãos de azadirachta indica A. Juss (Meliaceae) em espécies Candida. isolados de doentes imuno-comprometidos. Os extractos utilizados foram hexano, metanol, clorofórmio, água, éter de petróleo, diclorometano, acetona e álcool absoluto. Os produtos de um procedimento de extracção sucessivo envolvendo hexano, clorofórmio e metanol foram também testados quanto à actividade anticandidal. A concentração inibitória mínima foi testada pelo método de diluição do caldo em concentrações que variam de 1 a 0,0625 mg/ml. O extracto de etanol de óleo comercial de sementes de neem, o extracto de etanol de grãos de neem e o extracto de hexano apresentaram os melhores resultados. Todas as estirpes foram resistentes ao metanol: clorofórmio: extractos de água e extractos de clorofórmio do sucessivo procedimento de extracção. Os autores concluíram que os extractos de hexano e álcool de sementes de neem parecem ser agentes anticandidatos promissores.

Girish K et al (2008)49 revisto em neem - um tesouro verde. Os autores declararam queneem (azadirachtaindica) vulgarmente chamada 'Indian Lilac' ou 'Margosa', pertence à família Meliaceae, subfamília Meloideae e tribo Melieae. O Neem é a árvore mais versátil e multifacetada dos trópicos, com imenso potencial. Possui o máximo de produtos não lenhosos úteis (folhas, casca, flores, frutos, sementes, goma, óleo e bolo de neem) do que qualquer outra espécie de árvore. Os autores concluíram que estes produtos não lenhosos são conhecidos por terem actividades antialérgicas, antiderméticas, antifúngicas, anti-inflamatórias, antipirorreicas, antiespasmódicas, cardíacas, diuréticas, insecticidas, larvicidas, nematicidas, espermicidas e outras actividades biológicas devido a estas actividades o neem encontrou enormes aplicações tornando-o um tesouro verde.

Botelho et al (2008)50 realizaram um estudo sobre a eficácia de um enxaguamento bucal baseado em folhas da árvore neem (Azadirachta indica) no tratamento de pacientes com gengivite crónica. Os autores declararam que para comparar a eficácia e a segurança a curto prazo do enxaguamento bucal de Azadirachta indica em inflamação gengival e placa microbiana, em comparação com 0,12% de clorhexidina. Foi realizado um estudo duplo mascarado, aleatório e armado paralelo para avaliar a eficácia de um enxaguamento bucal baseado em folhas da árvore neem, reduzindo a gengivite. Os sujeitos do estudo foram recrutados a partir de uma favela no Brasil. Cinquenta e quatro sujeitos foram inscritos e distribuídos aleatoriamente em dois grupos (26 grupos de neem, 28 de controlo de clorexidina). As intervenções consistiram numa terapia de sete dias de enxaguamento bucal à base de A. indica- 0,12% e clorhexidina, respectivamente. O índice da placa, índice gengival e índice de sangramento gengival foram obtidos na linha de base, assim como após uma e quatro semanas. Além disso, a contagem de bactérias cariogénicas (Streptococcus mutans) na saliva foi avaliada antes e depois do tratamento. Todas as pontuações do índice clínico foram reduzidas em ambos os grupos sete e 30 dias após o tratamento. Não houve diferença estatisticamente significativa entre os grupos em parâmetros clínicos e microbiológicos. Os eventos adversos foram ligeiros e de natureza transitória. Os autores concluíram que o enxaguamento bucal à base de A. indica- é altamente eficaz e que pode ser utilizado como terapia alternativa no tratamento de doenças periodontais.

BhowmikD et al (2010)51 revisto sobre os remédios à base de ervas da Azadirachta indica e a sua aplicação medicinal. Os autores declararam que a árvore neem (Azadirachtaindica) é conhecida há séculos como a árvore maravilha no subcontinente indiano. Tornou-se importante no contexto global actual porque oferece respostas às principais preocupações que a humanidade enfrenta. A neem (Azadirachta indica) é considerada inofensiva para os seres humanos, animais, aves, insectos benéficos e minhocas, e foi aprovada pela Agência de Protecção Ambiental dos EUA para utilização em culturas alimentares. A azadiractina e outros ingredientes activos na semente do neem têm propriedades insecticidas que são eficazes contra um largo espectro de insectos, muitos ácaros e nemátodos, e mesmo caracóis e fungos, e não parecem gerar resistência nas pragas que afectam. Hoje em dia, o neem e os seus extractos são utilizados em numerosos medicamentos herbáceos e alopáticos. Além disso, até os contraceptivos de neem estão hoje em dia disponíveis no mercado. O extracto de neem que tem Nimbininina, nimbandiol como constituintes activos, extracto alcoólico das folhas foi considerado como possuindo um efeito significativo de redução do açúcar no sangue, que são muito úteis contra a diabetes. O nim é utilizado em Dermatite Eczema, Acne, Bactérias, Infecções Fúngicas e outras doenças de pele. Os autores concluíram a eficácia do neem como um poderoso antibiótico. O neem também demonstrou propriedades antivirais, anti-fúngicas e anti-bacterianas. Ajuda a suportar um sistema imunitário forte e é utilizado em casos de doenças inflamatórias da pele. Tradicionalmente, o Neem tem sido utilizado em condições de purificação da pele e do sangue. O Neem não só ajuda na cura de doenças, como também nos proporciona a força de combater doenças, reforçando a nossa imunidade.

NEEM E ESCOVA DE DENTES UM ESTUDO COMPARATIVO

Bahramabadi et al (2011)52 conduziram um estudo sobre os efeitos antibacterianos das lavagens bucais de ervas de persica e matrica em microrganismos orais comuns. Os autores declararam que os lava-bocais à base de ervas foram utilizados para melhorar a higiene oral através da actividade antibacteriana e do controlo da placa dentária. Os autores comparam os efeitos antibacterianos das lavagens bucais de ervas persica e matrica com a Chlorhexidine 0,2% (CHX). O método de difusão discal foi utilizado para medir a zona de inibição das lavagens bucais testadas em Streptococcus mutans, Streptococcus sanguis, Streptococcus salivarius, Streptococcus sobrinus, Klebsiella pneumonia, Escherichia coli, Pseudomonas aeruginosa e Eikenella corrodens. Os discos de papel contendo elixir bucal foram colocados em meios cultivados com bactérias. Foram utilizados como controlos discos em branco contendo água destilada. Foram cultivadas três amostras de cada colutório, três vezes cada uma. No total, incluindo os discos de controlo, foram realizadas 240 culturas. Após 18 horas de incubação, as zonas de inibição foram medidas em milímetros e comparadas umas com as outras. O CHX 0,2% de colutório exibiu uma zona de inibição significativamente maior do que os colutórios Persica e Matrica. A Persica não conseguia inibir o crescimento bacteriano, excepto no caso da Klebsiellapneumonia. Além disso, não houve diferença estatisticamente significativa entre três amostras de elixir bucal e três culturas de cada colutório. Os autores concluíram que os elixires de ervas são menos potentes do que o CHX numa inibição in vitro do crescimento das bactérias testadas.

Bhambal et al (2011)53 realizaram um estudo sobre o efeito comparativo do bastão de neem e da escova de dentes na remoção da placa bacteriana e na saúde gengival. Os autores declararam que 80% da população da Índia que vive em zonas rurais ainda começa o seu dia com o bastão mastigador. Os investigadores acreditam que o uso do bastão de neem é responsável pelos dentes saudáveis dos aldeões indianos, pessoas que nunca tiveram acesso a quaisquer instalações modernas de cuidados dentários ou escovas de dentes extravagantes. Um único estudo cruzado cego e aleatório realizado entre 30 sujeitos de estudo que frequentavam regularmente o departamento ambulatório Quigley- placa de Hein e índice gengival Loe-Silness foram tomados na linha de base e novamente após 3 semanas de uso de bastão de neem ou escova de dentes. A limpeza profissional dos dentes foi feita 7 dias antes do início do estudo e repetida após mais 3 semanas. A análise estatística foi feita utilizando testes t- e análise de variância de uma forma (ANOVA). O valor de P <0,05 foi considerado significativo do ponto de vista estatístico. Os autores não encontraram qualquer diferença significativa entre a escova de dentes e o bastão de neem. Mas, ambos resultaram numa redução significativa na placa bacteriana e nas pontuações gengivais em comparação com a linha de base. Os autores concluíram que o bastão de neem é igualmente eficaz como a escova de dentes na redução da placa bacteriana e da inflamação gengival.

Chatterjee et al (2011) 54 realizaram um estudo para avaliar a antigingivite e o efeito antiplaquetário de uma azadirachta indica(neem) enxaguamento bucal sobre a gengivite induzida por placas. Os autores declararam que estavam igualmente divididos em três grupos. Os doentes do grupo I foram convidados a enxaguar com 15 ml de colutório de neem duas vezes por dia, o grupo II com 15 ml de colutório de clorexidina duas vezes por dia, e o grupo III com 15 ml de colutório duas vezes por dia. Os três grupos foram convidados a realizar os procedimentos de higiene oral de rotina pensados para o período de estudo. A hemorragia por sonda e gengivite foram avaliadas por Muhlemann e Son's Sulcus bleeding index (1971) e Loe e Silness gingival index (1963), respectivamente, na linha de base, após cada semana até um mês . O enxaguamento bucal de A. indica é igualmente eficaz na redução dos índices periodontais como a clorexidina. Os resultados demonstraram uma redução significativa dos índices gengivais, hemorragia e placas em ambos os grupos durante um período de 21 dias, em comparação com o placebo. Os autores concluíram que a A. indica-based mouthrinse é igualmente eficaz com menos efeitos secundários em comparação com a clorexidina e pode ser utilizada como terapia adjuvante no tratamento da gengivite induzida por placas.

ACTIVIDADE ANTIFÚNGICA DE AZADIRACHTA INDICA

Mahmoud et al (2011)55 conduzidos sobre a actividade antifúngica de diferentes extractos de folhas de neem e o nimonol contra alguns agentes patogénicos humanos importantes. Os autores afirmaram que avaliar o efeito de extractos aquosos, etanolicos e acetato de etilo de folhas de neem no crescimento de alguns patogénios humanos (Aspergillusflavus, Aspergillusfumigatus, Aspergillusniger, Aspergillusterreus, Candida albicans e Microsporumgypseum) in vitro. As diferentes concentrações (5, 10, 15 e 20%) preparadas a partir destes extractos inibiram o crescimento dos agentes patogénicos de teste e o efeito aumentou gradualmente com a concentração. O extracto de 20% de acetato de etilo deu a inibição mais forte em comparação com a actividade obtida com a mesma concentração dos outros extractos. A análise por Cromatografia Líquida de Alto Rendimento (HPLC) do extracto de acetato de etilo mostrou a presença de um componente principal (nimonol) que foi purificado e quimicamente confirmado pela análise espectroscópica por Ressonância Magnética Nuclear (RNM). Os autores concluíram que o extracto de 20% de acetato de etilo perdeu uma parte do seu efeito antifúngico depois de ter sido reunido o nimonol e esta perda de actividade foi variável nos agentes patogénicos de teste. O nimonol purificado como um composto separado não mostrou qualquer actividade antifúngica quando ensaiado contra todos os seis agentes patogénicos fúngicos.

Sharma et al (2011)56reviewed on neem (azadirachtaindica): mil problemas uma solução. Os autores declararam que o neem se tornou importante no contexto global actual, porque oferece respostas às principais preocupações que a humanidade enfrenta. Azadirachta indica é uma árvore popular de crescimento rápido e sempre-verde, comum na Índia, África e América. A revisão dos autores dá uma visão da ave principalmente sobre a actividade biológica e os seus usos e aplicações medicinais preventivos-promotivos Os autores concluíram que o neem é a solução de mil problemas, como Antialergénico, antidermético, antifúngico, anti-inflamatório, antipirémico, antiespasmódico, cardíaco, diurético, insecticida, larvicida, nematicida, espermicida e outras actividades biológicas.

Drabu et al (2012)57 revisto em neem: curandeiro de todas as doenças. Os autores afirmaram que neem foi correctamente chamado sarvaroghari. Desde tempos imemoriais, os índios aprenderam e fizeram uso do neem de várias maneiras, tanto para a saúde pessoal como comunitária, através da melhoria do ambiente. A sua eficácia é reforçada devido à sua fácil e abundante disponibilidade e baixo custo. As propriedades médicas do Neem são conhecidas dos índios desde tempos imemoriais. É agora considerado como uma valiosa fonte de produtos naturais únicos para o desenvolvimento de medicamentos contra várias doenças e também para o desenvolvimento de produtos industriais. Os autores concluíram que o neem dá uma opinião principalmente sobre as actividades biológicas de alguns dos compostos do neem isolados, acções farmacológicas dos extractos do neem e aplicações medicinais plausíveis do neem.

Pathak et al (2012)58 estudo **conduzido** sobre a eficácia de algumas plantas medicinais contra agentes patogénicos dentários humanos. Os autores afirmaram que a cárie dentária é uma das doenças mais prevalecentes com etiologia multifactorial. A maioria dos tratamentos na cárie dentária visa tanto a eliminação como a supressão de bactérias por antibióticos. O aumento da resistência das bactérias orais aos antibióticos, contudo, desenvolveu um grande interesse dos investigadores no tratamento à base de plantas. Na nossa investigação, rastreámos nove plantas medicinais da região de Marathwada. Provámos uma inibição eficaz dos agentes patogénicos dentários através de extracto aquoso de plantas. Os autores concluíram que entre as plantas seleccionadas folhas de emblicaofficinalisgaertn, syn. Phyllanthusemblicalinn, andterminaliabelliricaroxb e flores de syzygiumaromaticum(Linn.) Merrill & Perry mostraram três a quatro vezes mais inibição em comparação com antibióticos eficazes como Carbenicilina, Tetraciclina, Ácido Nalidíxico e Nitrofurantoína de quatro agentes patogénicos dentários, nomeadamente Streptococcus mutans, Streptococcus mitis, Streptococcus sanguis e Actinobacillusactinomycetemcomitans isolados por nós.

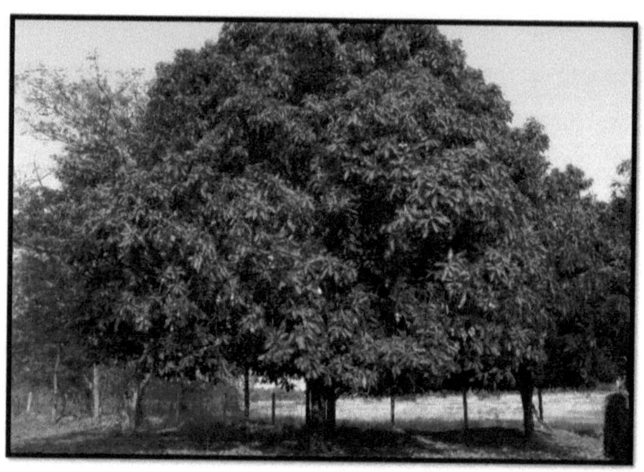

Figura 4a: Planta de manga

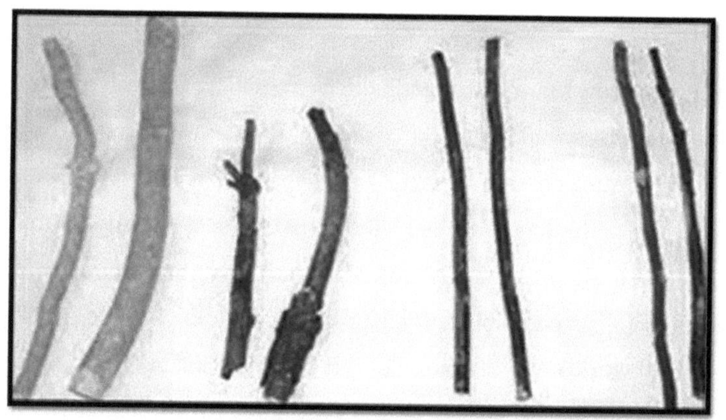

Figura 4b: Manga Stick

MANGA (MANGIFERA INDICA)

Os Mangos pertencem ao género Mangifera da família Anacardiaceae. O género Mangifera contém várias espécies que dão frutos comestíveis. A maioria das árvores de fruto que são comummente conhecidas como mangas pertencem à espécie Mangifera indica. As outras espécies de Mangifera comestíveis têm geralmente frutos de qualidade inferior e são comummente referidas como wildmangos. A manga naturalizou-se e adaptou-se através dos trópicos e subtropicais. Grande parte da propagação e naturalização ocorreu em conjunto com a propagação de populações humanas, e como tal, a manga desempenha um papel importante na dieta e cozinha de muitas culturas diversas. Existem mais de 1000 variedades de manga nomeadas em todo o mundo, o que é uma prova do seu valor para a humanidade.A manga é uma árvore de jardim comum em todos os trópicos. Quando madura, esta deliciosa fruta de sobremesa é particularmente rica em vitamina A. Na Ayurveda, uma das suas utilizações é limpar a digestão e a acidez devido ao pitta(calor), por vezes com outras azedas suaves. Tem inúmeras acções farmacológicas e possíveis benefícios para a saúde. Estes incluem anti diabético, antioxidante, antifúngico, antimicrobiano, anti-inflamatório, antiviral, hepato-protector, hipoglicémico, anti-alérgico e actividade anti-câncer. **59**

CarvalhoRR et al (2009)60- estudo **conduzido** sobre o efeito da mangiferina no desenvolvimento da doença periodontal: envolvimento da lipoxina A4, acção anti-quimiotóxica na rolagem de leucócitos. Os autores declararam que a periodontite foi induzida em ratos através da aplicação de uma ligadura em torno do primeiro molar inferior direito. Após a ligadura, grupos de animais foram submetidos oralmente aos seguintes tratamentos: salina 10 mL/kg, piroxicam 20 mg/kg ou mangiferina 100 mg/kg. Nos dias 1, 4 ou 7 após a aplicação da ligadura foi determinada a perda óssea alveolar (ABL). Avaliou-se o efeito da mangiferina sobre ABL através de técnicas histológicas (perda óssea alveolar e celularidade), imunoensaio enzimático (lipoxina A4), microscopia intravital (leucócitos rolantes e adesão endotelial-leucocitária), análises zimográficas (metaloproteinases, MMPs 2 e 9), histoquímica imunológica (PCNA, COX-2 e CXCR4) e toxicologia da celularidade em ratos tratados com mangiferina. Tratamento com expressão de COX-2 inibida pela mangiferina e a rolagem e aderência de leucócitos, mantendo os níveis normais de lipoxina A4. A mangiferina não interferiu na actividade da MMP-2 ou -9. O autor incluiu o potencial terapêutico promissor da mangiferina tanto na prevenção como no tratamento da periodontite.

Severi JA et al (2009)61conduziu um estudo sobre polifenóis com acção antiulcerogénica a partir da decocção aquosa de folhas de manga. Os autores declararam que o efeito gastroprotector de uma decocção de folhas de Mangifera indica (AD), em diferentes modelos experimentais em roedores. A administração de AD até uma dose de 5 g/kg não produziu quaisquer sinais ou sintomas de toxicidade nos animais tratados, ao mesmo tempo que reduziu significativamente a gravidade dos danos gástricos induzidos por vários modelos gastroprotectores. Pré-tratamento oral com AD (250, 500 ou 1000 mg/kg) em ratos e ratos com lesões gástricas induzidas por HCl/etanol, etanol absoluto, medicamento anti-inflamatório não esteróide (NSAID) ou lesões gástricas induzidas por stress -resultado numa diminuição significativa das referidas lesões. As análises fitoquímicas da composição da AD demonstraram a presença de compostos fenólicos bioactivos que representam 57,3% do conteúdo fenólico total neste extracto. Dois compostos fenólicos principais foram isolados, especificamente mangiferina (C-glucopiranoside de 1,3,6,7-tetra-hidroxibenzofenona) e C-glucosilbenzofenona(3-C-β-D-glucopiranosil-4',2,4,6-tetra-hidroxibenzofenona). Os autores concluíram que as potenciais propriedades gastro-protectoras da decocção aquosa das folhas de M. Indica.

DuangX et al (2011)62 revisto sobre a mangiferina: uma possível estratégia para a doença periodontal à terapia. Os autores declararam que a mangiferina, uma glucosilxantona natural, ganhou recentemente grande atenção, devido às potentes propriedades antioxidantes, antiinflamatórias, antidiabéticas, imuno-modulatórias e antitumorais. Estes estudos confirmam que a mangiferina, exerce um excelente efeito antioxidante e actua rapidamente face ao stress oxidativo. Entretanto, a mangiferina poderia inibir significativamente a expressão de citocinas pró-inflamatórias. Especialmente, tratada com mangiferina, a perda óssea alveolar de ratos com periodontite experimental foi notavelmente reduzida. Dadas estas bioactividades exibidas para a mangiferina, colocamos a hipótese de que a mangiferina pode desempenhar um papel eficiente na terapia da periodontite, o que pode oferecer novas opções terapêuticas para o tratamento de pacientes com periodontite. Os autores incluíram mais estudos experimentais e clínicos para avaliar os efeitos exactos e precisos da mangiferina sobre a periodontite.

Chaly PE et al (2011)63- estudo **conduzido** sobre o efeito dos sumos de fruta no pH da placa dentária. Os autores declararam que dois recém-preparados, Lima e Cal doce (Mosambi) e 2 prontos a beber, sumo de manga e sumo de maçã foram incluídos como bebidas de teste no estudo. Dez sujeitos com idades compreendidas entre os 20-25 anos foram os sujeitos do estudo e foram divididos em quatro grupos. Foi concebido um estudo de quatro períodos cruzados. O pH das amostras de placas foi recolhido na linha de base e após o consumo dos sumos de fruta a 1, 5, 10, 15 e 30 minutos. A análise estatística foi feita utilizando o teste t emparelhado, ANOVA e o teste post-hoc de Tukey. A queda máxima do pH para os quatro grupos foi encontrada ao fim de 5 minutos, sendo 6,23, 6,09, 6,13 e 5,99 para sumo de manga, sumo de maçã, lima fresca, lima doce, respectivamente. Nenhuma das bebidas teste teve uma queda do pH abaixo do pH crítico de 5,5 durante o intervalo de tempo de 30 minutos. Todos os sumos de fruta utilizados no presente estudo eram de natureza ácida mas não reduziram o pH da placa abaixo do pH crítico. Os autores concluíram que o consumo destes sumos de fruta não aumenta a susceptibilidade à desmineralização e dissolução do esmalte.

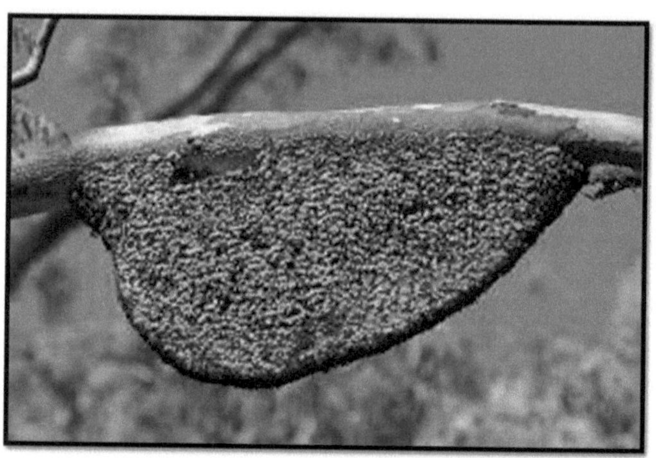

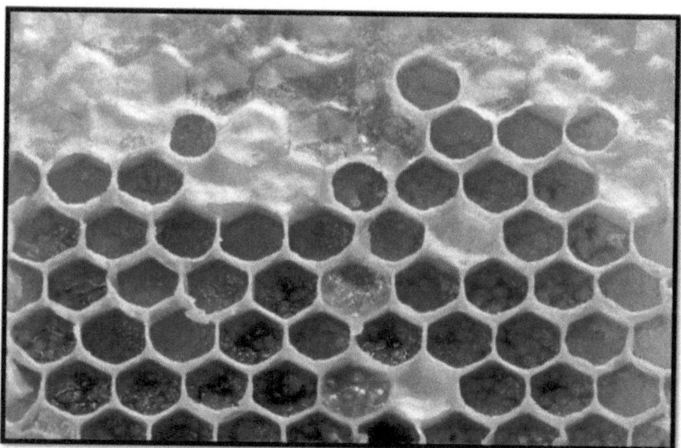

Figura 5: favo de mel

MEL(PRÓPOLIS)

As abelhas fazem mel a partir do néctar que recolhem das flores, outros sucos de plantas e melada são utilizados em menor escala. A cor, o aroma e a consistência do mel dependem de quais as flores que as abelhas forrageiam. As abelhas forrageiras são sempre abelhas operárias. As abelhas rainhas e as abelhas zangões nunca forjam para a alimentação. **64**

Os antigos gregos consideravam o mel como remédio e acreditavam que se a melada fosse tirada regularmente a vida humana poderia ser prolongada. Os primeiros pensadores como Homero, Pitágoras, Ovid, Demócrito, Hipócrates e Aristóteles mencionavam que as pessoas deviam comer mel para preservar a sua saúde e vigor. Dioscorides, no primeiro século d.C. usado no tratamento de feridas. O mel era a substância mais útil utilizada na antiga farmacopeia romana. Pliny escreve que é bom para aflições da boca, pneumonia, pleurisia e picadas de cobra. **65**

PRÓPOLIS CONTRA O PATOGÉNICO ENDODÔNTICO

Duarte et al(2003)66conduziu um estudo sobre o efeito de um novo tipo de própolis e as suas fracções químicas sobre as glucosiltransferases e sobre o crescimento e aderência de mutansstreptococci. Os autores declararam que o efeito inibitório dos extractos de própolis nas actividades de GTF foi determinado em solução ou adsorvido em hidroxiapatite revestida de saliva. As susceptibilidades aos extractos de teste foram analisadas utilizando o método de difusão em ágar e determinando a concentração inibitória mínima (MIC) e a concentração bactericida mínima (MBC), foi também avaliado o efeito na aderência bacteriana a uma superfície de vidro. A actividade dos GTFs em solução foi efectivamente inibida pelo extracto etílico de própolis tipo 6(EEP), inibição de 80% a 0,5 mg/ml), hexano, e fracções de clorofórmio (inibição de 60-90% a 100m g/ml); os seus efeitos inibidores sobre as enzimas superficiais foram menos pronunciados. As fracções de EEP, hexano, e clorofórmio também mostraram uma actividade antibacteriana significativa. Os autores concluíram que o própolis tipo 6 reduziu notavelmente a actividade do GTF e inibiu o crescimento e a aderência dos estreptococos mutantes.

Ferreira et al(2007)67 efectuaram um estudo sobre o efeito antimicrobiano da própolis e outras substâncias contra agentes patogénicos endodônticos seleccionados. Os autores declararam que o efeito antimicrobiano do extracto de etanol de própolis (EEP) e medicamentos intracanal hidróxido de cálcio, paramonoclorofenol camphorated, e formocresol por meio do método de macrodiluição utilizando o meio clostridial reforçado (RCM) e brucella e meios de infusão do coração cerebral. Os agentes antimicrobianos foram diluídos sequencialmente e testados contra bactérias anaeróbias prevotellanigrescens,fusobacteriumnucleatum, actinomycesisraeli, e clostridium perfringens e contra enterococcus faecalis, com o inoculador padronizado de 5×105 UFC/ml. Os tubos foram incubados anaerobiamente e a concentração inibitória mínima foi detectada. Foram realizadas subculturas de MCR em ágar sangue para fornecer uma concentração bactericida mínima. Os resultados foram analisados através da análise do teste de variância. Os autores concluíram que todos os medicamentos eram eficazes contra todas as estirpes testadas, sem diferenças estatísticas. E. faecalis foi a estirpe menos susceptível, e o caldo de RCM promoveu um crescimento bacteriano mais rápido, mas não houve diferenças significativas nestes resultados. O etanol não influenciou o efeito antimicrobiano do EEP.

Ahuja(2010)68reviewed on a sweet approach to dental diseases : Honey. O autor declarou que os produtos naturais têm sido utilizados há vários anos na medicina popular. Uma dessas medicinas naturais é a Apitherapy, que é o uso médico do mel, própolis, pólen, geleia real, veneno de abelha, etc. O mel tem um potencial antibacteriano eficaz para combater os agentes patogénicos orais e é promissor para o tratamento de doenças periodontais, úlceras da boca, e outras doenças da cavidade oral. Estão em curso estudos para medir a eficácia antimicrobiana do mel na cavidade oral, mas é necessário realizar ensaios para determinar até que ponto isto é verdade. No entanto, parece que a "Apitherapy", como spa dentário, tem um futuro promissor. O autor concluiu que a eficácia do mel em muitas das suas utilizações médicas se deve provavelmente à sua actividade antibacteriana.

V Ahuja(2011)69reviewed on a sweet approach to dental diseases: Própolis. O autor declarou que a palavra Própolis foi cunhada por Aristóteles que identificou como a própolis era utilizada para proteger e defender a colmeia. Na Odontologia, a própolis tem sido utilizada para o tratamento de úlceras aftosas, candidíase, gengivite necrosante aguda (ANUG), gengivite, periodontite e pulpite. Os estudos sobre as aplicações da própolis têm aumentado devido às suas propriedades terapêuticas e biológicas. O autor concluiu que a própolis na medicina dentária abrange muitos campos e destaca as suas actividades antimicrobianas e anti-inflamatórias, particularmente em cariologia, cirurgia oral, patologia, periodontia, endodontia e pedodontia.

Manjunath RG(2011)70reviewedon role of antioxidants as an adjunct in periodontal therapy. O autor declarou que factores sistémicos como uma nutrição equilibrada ou suplementação nutricional não foram avaliados exaustivamente na investigação periodontal, embora os relatórios sobre os possíveis efeitos da deficiência de nutrientes e da suplementação tenham surgido cedo na literatura periodontal. Há muitos estudos que ligam os danos radicais livres a nível celular não só ao envelhecimento prematuro, mas também a praticamente tudo o que nos aflige, incluindo a doença periodontal. Por conseguinte, parece prudente abordar a resistência do hospedeiro especificamente em relação ao estado antioxidante, juntamente com os nossos protocolos periodontais. O autor concluiu que o aconselhamento nutricional e a suplementação podem muito bem reduzir a inflamação e assim melhorar os resultados da terapia periodontal convencional.

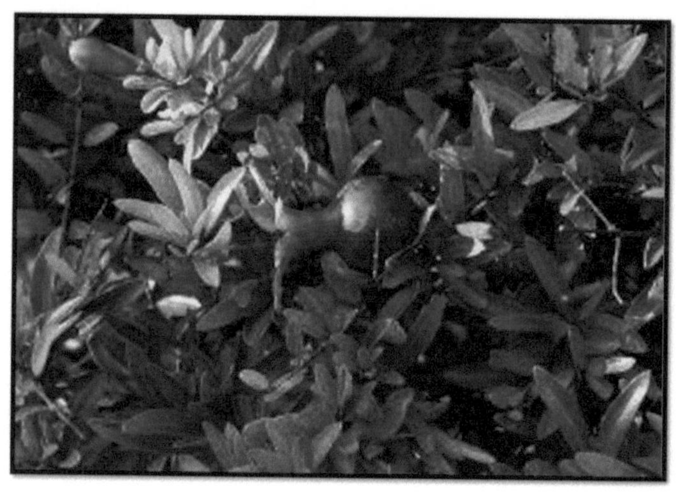

Figura 6a: Planta de Punica Granatum

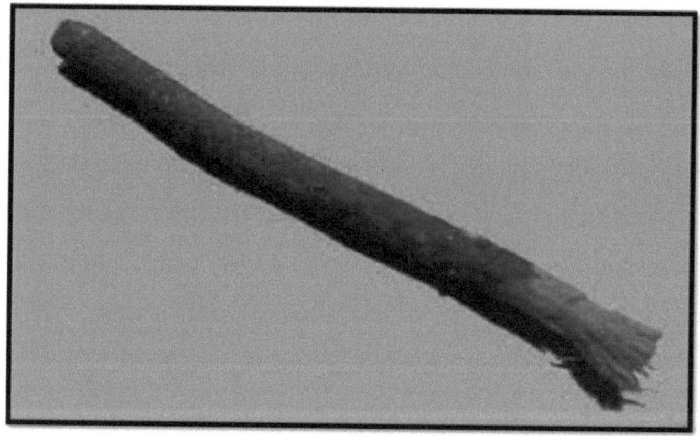

Figura 6b: Punica Granatum Stick

PUNICA GRANATUM (ROMÃ)

A palavra "Romã" (PunicaGranatum) vem do latim para "Fruto de muitas sementes". Na medicina popular, as propriedades adstringentes do fruto têm sido utilizadas para tratar várias doenças (cortes, dores de garganta, ténias, disenteria, e doenças gengivais). O sumo de romã é comercializado nos Estados Unidos como uma importante fonte de nutrientes antioxidantes que protegem contra doenças cardíacas e outras afecções. A investigação recente centrou-se na sua potencial utilização como tratamento de doenças cardiovasculares, diabetes, e várias formas de cancro. 71

O autor examina essas propriedades da romã, bem como a sua história e a sua composição nutricional e química. Acredita-se que as romãs são nativas das áreas desde o leste do Irão até ao norte da Índia, diz o autor. Mais de uma dúzia de cultivares da fruta (sendo "Wonderful" a principal cultivar comercial nos Estados Unidos) foram cultivadas comercialmente no Vale de San Joaquin, na Califórnia, desde a sua introdução pelos colonos espanhóis no final do século XVIII. As romãs são uma boa fonte de Vitamina C, fornecendo entre 10-20% da dose diária recomendada de acordo com uma fonte1 e até 40% de acordo com outra. 71

As potentes propriedades antioxidantes do fruto foram atribuídas ao seu elevado teor de polifenóis solúveis. Quando testado in vitro em linhas celulares normais e de cancro do cólon, verificou-se que o sumo tinha efeitos antioxidantes, antiproliferativos e proapoptóticos superiores aos dos ingredientes activos únicos purificados, provavelmente o resultado de acções sinérgicas entre os múltiplos compostos do fruto. Estudos demonstraram que a actividade antioxidante das flores de romã produziu uma actividade duas a três vezes superior à potência antioxidante do chá ou do vinho tinto. As propriedades antioxidantes, imuno-robustantes e anticarcinogénicas da romã, oferecem múltiplas aplicações médicas potenciais. 71

Saadi et al (1998)72 efectuaram um estudo sobre a actividade antibacteriana dos frutos casca de citrus sinensis& punicagranatum. **Os autores declararam que** o objectivo deste estudo era determinar a actividade antibacteriana dos cascas de frutos de Citrus sinensis(Portuqal) e Punicagranatum (Rumman) sobre Staphylococcus aureus, Klebsiellapneumoniae e Pseudomonas aeruginosa. Foram utilizados dois métodos de extracção: água quente e água fria. O rastreio da actividade antibacteriana foi feito pela técnica de difusão do ágar. Os extractos de Punicagranatum foram estatisticamente mais eficazes do que os de C. sinensis. Do mesmo modo,... Os extractos frios exibiram estatisticamente um grande grau de actividade antibacteriana do que os extractos quentes. Os MIC foram (12,5), e (50) mg \ ml para S. Aureus e P. Aeruginosarespectivamente . K .Pneumoniaewas resistentes a todos os tipos de extractos. **Os autores concluíram que** os extractos frios dos frutos de Punicagranatum e, em menor grau, de C. Sinensiscan são utilizados como agente antibacteriano em administração tópica farmacêutica, oral, e como conservantes alimentares.

Dahham et al (2010)73 efectuaram um estudo sobre a actividade antibacteriana e antifúngica da romã. **Os autores afirmaram que os** produtos naturais foram avaliados como fontes de agentes antimicrobianos com eficácia contra uma variedade de microrganismos. Este estudo descreveu as actividades antibacterianas e antifúngicas do extracto de casca de romã (casca), extracto de semente, sumo e frutos inteiros sobre as bactérias e fungos seleccionados. O extracto de casca mostrou a maior actividade antimicrobiana em comparação com outros extractos. **Os autores concluíram que** entre as culturas bacterianas e fúngicas seleccionadas, a maior actividade antibacteriana foi registada contra Staphylococcus aureus e entre os fungos foi registada uma actividade elevada contra aspergillusnigerwas.

Sowmya K et al (2011)74 estudo **conduzido** sobre o efeito do sumo de romã nos microrganismos da placa dentária (Streptococci e Lactobacilli). **Os autores declararam que** foi realizado **um** ensaio clínico em trinta voluntários saudáveis com idades compreendidas entre os 25 e os 30 anos. Antes da realização do estudo, foi feita uma profilaxia oral completa e foi pedido aos sujeitos que se abstivessem dos procedimentos de higiene oral durante 24 hrs. Foi recolhida uma placa dentária de cada sujeito, antes e depois da lavagem de 30 ml de sumo de romã sem açúcar. As amostras de placa foram cultivadas utilizando Mit is Salivarius Agar e Rogosa SL Agar media. O teste de classificação assinado por Wilcoxon foi utilizado para análise estatística. **Os autores concluíram que** a lavagem da romã era eficaz contra os microrganismos da placa dentária. Houve uma redução significativa no número de unidades formadoras de estreptococos (23%) e lactobacilos (46%). Assim, as sementes vermelhas podem ser uma alternativa possível para o tratamento de bactérias da placa dentária.

ACTIVIDADE ANTIBACTERIANA E ANTIFÚNGICA DE PUNICA GRANATUM

Ahuja et al (2011)75 efectuaram um estudo sobre uma avaliação comparativa da eficácia do punicagranatum e da clorexidina sobre a placa e a gengivite. **Os autores declararam que** as doenças periodontais são infecções bacterianas crónicas que levam à inflamação gengival, destruição do tecido periodontal, e perda óssea alveolar. Actuando como poderosos aliados na luta contra a doença periodontal, os compostos naturais podem ajudar a proteger contra doenças letais relacionadas com a idade que emanam das nossas bocas. O arbusto Punica granatum (romã) pertence à família Punicaceae que tem sido utilizado como adstringente, hemostático, antidiabético, anti-helmíntico, e também para diarreia e disenteria. O objectivo do presente trabalho foi investigar a possível eficácia do extracto hidroalcoólico do fruto de Punica granatum como antiplaque e agente antigingivite quando comparado com a clorexidina. Vinte sujeitos diagnosticados com gengivite crónica generalizada foram seleccionados e divididos aleatoriamente em dois grupos: Grupo 1 - colutório de romã e Grupo 2 - colutório de clorhexidina. O enxaguador bucal Punica granatum foi preparado utilizando fruta crua de Punica granatum. Os pacientes foram instruídos a utilizar o colutório prescrito durante 15 dias. A avaliação clínica foi realizada utilizando o índice gengival, o índice de placa bacteriana, e a sangria na base, 7 dias, e 15 dias. O estudo clínico observou uma melhoria significativa do estado gengival em ambos os locais (P<0,05). Os indivíduos que utilizaram Punica granatum mouth wash mostraram uma melhoria significativa na pontuação de sangramento e gengivite em comparação com a clorexidina. Em contraste, o Punica granatum mostrou não ser tão eficaz na redução da pontuação da placa. A clorexidina ainda permanece como padrão na redução da placa bacteriana em indivíduos com gengivite. Os autores concluíram que a lavagem da boca com punica granatum é benéfica na melhoria do estado gengival devido à sua profunda acção estilística, com suficiente redução da pontuação da placa.

Archana D et al (2011)76 realizou um estudo sobre a actividade antibacteriana da romã e do daru(romã selvagem)contra bactérias da placa dentária. **Os autores declararam que** o punica granatum é amplamente utilizado em países tropicais e subtropicais como fonte de agente antimicrobiano contra uma variedade de bactérias dentárias. Acredita-se que uma das principais causas da doença dentária são as bactérias comensal que existem na placa dentária. Na presente investigação comparámos romãs selvagens (daru) e sementes de romã cultivadas, membrana branca e extractos de casca foram comparados pelo seu potencial antibacteriano in vitro. A actividade antibacteriana do extracto de frutos metanólicos foi avaliada contra bactérias isoladas pelo método de difusão do poço de ágar. A actividade antibacteriana máxima foi demonstrada pelo extracto metanólico do darupeel. O MIC é registado como a menor concentração de fármaco que mostrou um fluido claro sem turbidez. O MIC de casca de Punica granatum variou de 0,2 a 3,2 mg ml-1. **Os autores concluíram que** o extracto metanólico de casca de darucan será utilizado como um novo agente antibacteriano promissor num futuro próximo.

Rahimi HR et al (2012)77reviewed *on* **Punica Granatum(Pomegranate) properties in toxicological, pharmacological, cellular and molecular biology researches. Os autores declararam que a** punica granatum(Pg), comummente conhecida como romã (Pg), é um membro da família monogenérica, Punicaceae, e encontra-se principalmente no Irão, que é considerado o seu principal centro de origem. Pg e os seus componentes químicos possuem várias propriedades farmacológicas e toxicológicas, incluindo actividades antioxidantes, anti-inflamatórias (inibindo as citocinas pró-inflamatórias), anti-cancerígenas e anti-angiogénese. Também mostram efeitos inibidores sobre a invasão/motilidade, ciclo celular, apoptose, e enzimas vitais como a ciclo-oxigenase (COX), lipo oxigenase (LOX), citocromo P450 (CYP450), fosfolipase A2 (PLA2), ornitina descarboxilase (ODC), anidrase carbónica (CA), 17beta-hidroxiesteroidrogenase (17β-HSDs) e serine protease (SP). Além disso, podem estimular a diferenciação celular e possuem efeitos anti-mutagénicos. Pg também pode interferir com várias vias de sinalização, incluindo PI3K/AKT, mTOR, PI3K, Bcl-X, Bax, Bad, MAPK, ERK1/2, P38, JNK, e caspase. **Os autores concluíram que** os mecanismos exactos das suas propriedades farmacológicas e toxicológicas ainda não estão claros e necessitam de uma avaliação mais aprofundada. Estas propriedades sugerem fortemente uma vasta gama de utilização do Pg para aplicações clínicas.

Arun N et al (2012)78reviewed on pharmacological and therapeutic properties of punica granatum. **Os autores declararam que uma** vasta gama de partes de plantas medicinais é utilizada como droga em bruto e que possuem propriedades medicinais variadas. As diferentes partes utilizadas como medicamentos em bruto incluem raiz, caule, flor, fruto, exsudados de galhos e órgãos vegetais modificados. O Punica granatum é um arbusto nativo da Ásia ocidental e da Europa mediterrânica que tem uma rica história de uso tradicional na medicina. **Os autores concluíram que** durante séculos, as cascas, folhas, flores, frutos e sementes desta planta têm sido utilizadas para tratar várias doenças.

Ramesh et al (2012)79 revisto sobre o papel da romã na medicina dentária preventiva. Os autores declararam que o principal valor funcional da romã na saúde oral está no seu conteúdo de flavonóides polifenólicos. A literatura disponível sugere a utilização do extracto de romã na prevenção da cárie dentária e da inflamação gengival, embora as provas in-vivo sejam assustadoras. Os autores concluíram que, na Índia, a fitoterapia com romã tem o potencial de proporcionar uma solução rentável e autóctone na medicina dentária preventiva.

GhalayaniP et al (2013)80- estudo **conduzido** sobre a eficácia do extracto de punica granatum na gestão da estomatite afta recorrente. **Os autores declararam que a** estomatite afthous recorrente (RAS) é uma doença ulcerativa dolorosa e comum da cavidade oral com etiologia desconhecida. Não existe cura documentada e a aplicação tópica de medicamentos visa a redução da dor associada a esta condição. O objectivo deste estudo foi avaliar a eficácia do extracto de Punica granatum(PG) na gestão clínica do total de 40 pacientes com SARA que participaram neste estudo randomizado, duplo-cego e placebocontrolado. Durante três episódios de RAS, foi avaliada a eficácia do gel de PG tópico (10%). Os pacientes foram designados aleatoriamente para usar placebo gel ou PG gel diariamente. O tempo de eliminação da dor e o tempo de cura completa foram registados e o grau de dor foi avaliado e registado por cada paciente em diferentes intervalos de tempo, incluindo: Antes da utilização do gel oral (dia 0), e nos dias 1, 3, 5, 7 após a utilização do produto. Os dados foram analisados utilizando as medidas repetidas ANOVA, emparelhadas e o teste t independente. O tempo médio de eliminação da dor mostrou uma diferença significativa (P < 0,001) entre o grupo PG (3,4 ± 1,09) e o grupo placebo (5,9 ± 0,6). A duração média da cura completa também mostrou uma diferença significativa (P < 0,001) entre o grupo PG (5,3 ± 0,81) e o grupo placebog (8,6 ± 0,99). A pontuação da escala analógica visual no grupo PG foi significativamente inferior à do grupo placebo em todos os intervalos de tempo (dia 1 ao dia 7) (P < 0,001). Os autores concluíram que o extracto de PG sob a forma de gel oral (10%)pode ser benéfico na redução da dor RAS e tem um efeito positivo na redução do período de tempo global de cicatrização completa. Concluiu-se que o PG é um medicamento herbal eficaz para a gestão do RAS.

Hazzani et al (2013)81 revistos sobre a romã de raízes antigas à vida moderna conhecida com uma potente actividade antibacteriana. **Os autores declararam que** recentemente tem havido um interesse crescente na extracção de agentes antimicrobianos naturais relevantes tão potentes como os antibióticos químicos a serem utilizados como uma abordagem alternativa para controlar o crescimento de microrganismos. A romã (Punica granatum) tem prestado grande atenção ao seu potente agente antimicrobiano, neste estudo a romã e o xarope de romã caseiro e de mercado (melaço) foram testados quanto à sua actividade antibacteriana contra 13 estirpes bacterianas que variam entre bactérias gram positivas, tais como Staphylococcus Aureus ATCC 25923 , MRSA ATCC 12498 , MRSA ATCC 3345, Bacillus subtilis ATCC 6633, Streptococcus Pyogenes ATCC 19615, Enterococcus Faecalis ATCC 29212, Staphylococcus Xylosiscilinical isolate, Streptococcus Pneumoniae ATCC 6303, Streptococcus viridians isolam clinicamente e bactérias gram negativas nomeadamente Escherishia coli ATCC 25922, Pseudomonas aeruginosa ATCC 27853, Klebsiella pneumoniae ATCC 700603 e Salmonella sp. A técnica de difusão do poço de ágar revelou a maior actividade antibacteriana do xarope de romã a ser relatada contra E.Coli, S. Aureus, S. Xylosus, Bacillus Subtilis respectivamente. A contagem de células viáveis e a alteração da parede celular foram observadas com o ensaio de incubação temporal, particularmente com S. Aureus e E. Coli, após incubação em xarope de romã a 37°C em diferentes intervalos de tempo e examinadas por microscopia electrónica de varrimento (SEM). **Os autores concluíram que** HPLC com flavonóides totais e conteúdo fenólico total revelou que o principal componente químico do xarope de romã é o ácido gálico, ao qual a potente actividade antibacteriana, a diminuição da contagem de células viáveis e a alteração estrutural poderiam estar relacionadas.

Sambhav et al (2014)82reviewed on punica granatum: a natural and recent approach towards dentalProblem. **Os autores declararam que** a higiene oral desempenha um papel muito importante na saúde generalizada do corpo que é tristemente negligenciado pela maioria dos médicos e dos pacientes. O estado de saúde oral tem um impacto profundo nas doenças que vão desde a diabetes tipo 2 e o cancro até à artrite reumatóide e aterosclerose. **Os autores afirmaram que** muitos dos nutrientes naturais conferem benefícios quando aplicados topicamente na boca. Actuando como poderosos aliados na luta contra a doença periodontal, estes compostos naturais podem ajudar a salvaguardar contra doenças letais relacionadas com a idade que emanam da nossa boca.

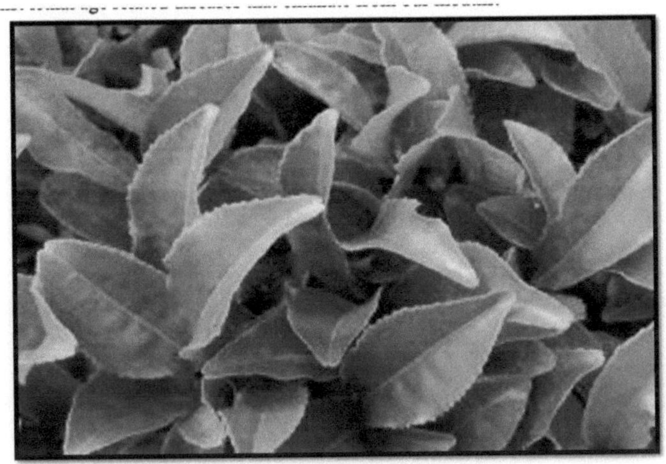

Figura 7a: Folhas de Chá Verde

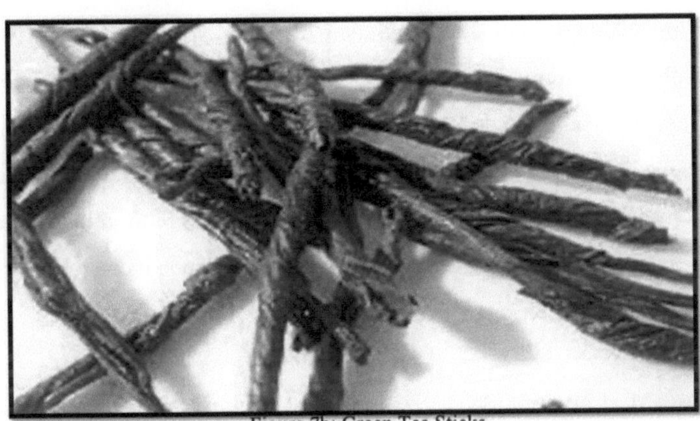

Figura 7b: Varas de Chá Verde

CHÁ VERDE (CAMELLIA SINENSIS)

R Gardner et al (2006)83 realizaram um estudo sobre o efeito do chá verde na actividade metabólica do estreptococo mutans, crescimento planctónico, e actividade de biofilme na presença de nicotina. Os autores afirmaram que os fumadores têm um aumento da quantidade de cáries, grande parte das quais devido às baixas concentrações de nicotina a que a boca está exposta. Sabe-se que S. Mutans prospera em baixas concentrações moderadas de nicotina, e que a nicotina é um agente promotor para S. Mutans. S. Mutans também foi provado como um contribuinte para a aterosclerose, resultante da placa dentária que entra na corrente sanguínea. O Chá Verde é uma bebida de consumo comum, que se sabe reduzir o número de cáries dentárias. O objectivo da sua investigação é observar como o chá verde afecta a actividade metabólica de S. Mutans, bem como o biofilme e o crescimento planctónico, na presença de nicotina. As experiências compararam S. Mutans tratado com concentrações de nicotina (0-8 mg/ml), e S. Mutans tratado com uma concentração de 2,5 g/200 ml de chá verde japonês SenchaJade Reserve, em conjunto com as várias concentrações de nicotina. Os ensaios foram realizados numa placa de microtitulação; os ensaios de XTT e biofilme mediram a absorvância, e o ensaio planctónico mediu o crescimento cinético. As experiências concluem que o chá verde tem um efeito inibidor sobre a actividade metabólica e o crescimento planctónico do S. Mutans tratado com nicotina, com concentrações mais elevadas de chá verde a inibir mais eficazmente. Os autores concluíram que o chá verde aumenta a formação de biofilme e o efeito inibidor que o chá verde tem sobre a S. mutans tratada com nicotina, e pode indicar uma forma de reduzir a incidência de cáries e aterosclerose.

HirasawaM et al (2006)84 realizaram um estudo sobre a inibição da produção de ácido em bactérias da placa dentária por catequinas de chá verde. Os autores declararam que por epigallocatechallate (EGCg), um dos catequins de chá verde, foi examinado. O efeito da solução de EGCg sobre o pH da placa dentária foi investigado. Os sujeitos enxaguaram a boca com 2 mg/ml de solução de EGCg e depois, após intervalo de 30 minutos, enxaguaram a boca com 10% de sacarose. As amostras de placa foram colhidas em momentos apropriados e o pH foi medido. Os valores de pH das amostras de placas de 15 voluntários foram significativamente mais elevados após tratamento com catequina do que após tratamento com água. O EGCg inibiu a queda do pH quando as bactérias cariogénicas cultivadas em meio com ou sem sacarose foram incubadas com açúcar. Em meio sem sacarose, as células cultivadas foram mortas em função do tempo pelo tratamento com EGCg. No entanto, o EGCg não matava células cultivadas em meio contendo sacarose. Além disso, o EGCg não matava estreptococos orais aderentes a um disco de hidroxiapatite revestido de saliva. O EGCg e o epicatechingallate inibiram a actividade da desidrogenase láctica de forma muito mais eficiente do que a epigalocatequina, epicatequina, catequina ou gallocatequina. Os autores concluíram que o EGCg é eficaz na redução da produção de ácido na placa dentária e estreptococos mutantes.

Tsai et al (2008)85 realizaram um estudo sobre as actividades antimicrobianas contra os estreptococos cariogénicos e as suas capacidades antioxidantes. Os autores declararam que a actividade antimicrobiana contra bactérias cariogénicas, capacidade antioxidante total e constituintes fenólicos de extractos metanólicos de 11 ervas foram investigados e comparados com os do chá verde (Camellia sinensis). Entre as 12 ervas testadas, oito extractos de ervas poderiam inibir o crescimento de Streptococcus sanguinis. Jasmim, jiaogulan, e erva-limão eram as mais potentes, com concentrações inibitórias mínimas (MIC) de 1 mg/ml, enquanto o chá verde era menos eficaz, com uma MIC de 4 mg/ml. Entre eles, apenas o alecrim podia inibir o crescimento de S. mutans com uma MIC de 4 mg/ml. As capacidades antioxidantes totais dos extractos de ervas foram analisadas por três ensaios diferentes, incluindo 2,2-difenil-1-picrylhydrazyl (DPPH), actividade de limpeza radical, capacidade antioxidante equivalente ao trolox (TEAC) e capacidade de absorção de radicais oxigenados (ORAC). Independentemente dos ensaios utilizados, o chá verde exibiu a maior capacidade antioxidante, seguido de osmanthus. Foram observadas grandes variações nos fenólicos totais e nos flavonóides totais dos extractos de chá de ervas. O ácido clorogénico foi detectado em grande quantidade na madressilva e no duzhong. Os autores concluíram que o alecrim é um potente inibidor dos estreptococos orais, e o chá verde e o osmanthus podem ser fontes potenciais eficazes de antioxidantes naturais.

VenkateswaraB et al (2011)86 realizaram um estudo sobre extracto de chá verde para a saúde periodontal. Os autores declararam que o chá verde é considerado uma bebida saudável devido à actividade biológica dos seus polifenóis, nomeadamente catequinas. Entre os polifenóis epigalocatequina 3 galato e epicatequina 3 galato são as catequinas mais predominantes. As propriedades antioxidantes, antimicrobianas, anticolagenase, antimutagénicas, e hemo-preventivas destas catequinas provaram ser úteis no tratamento de doenças crónicas como a doença periodontal. Estudos demonstraram que o tipo de processamento afecta principalmente a concentração de catequinas. Os autores concluíram que o chá verde também tem algumas propriedades benéficas para a saúde em geral, como anti-hipertensivo, redução do risco cardiovascular, antibacteriano, antiviral, e antifúngico. Daí os efeitos do chá verde na saúde periodontal e geral.

Naderi et al (2011)87estudo **realizado** sobre a actividade antibacteriana do chá verde em estreptococos mutans. Os autores declararam que a cárie dentária é uma doença infecciosa comum. O Streptococcus mutans é o microrganismo de cárie prevalecente. A actividade anti Streptococcus mutans de chá não fermentado e semi-fermentado tem sido demonstrada. O objectivo deste estudo foi determinar a actividade anti Streptococcus mutans do chá verde. O estudo foi experimental. O extracto metanólico do chá verde foi examinado em Streptococcus mutans. Foram testadas cinco concentrações diferentes (50mg/ml, 100mg/ml, 200mg/ml, 300mg/ml e 400 mg/ml) de extractos de chá, utilizando o método de ensaio do poço. Foi utilizado o método de diluição do ágar recomendado pelas normas NCCLS (National Committee for Clinical Laboratory Standards). A concentração inibitória mínima (MIC) foi determinada como a menor concentração de extracto que inibe o crescimento visível do organismo na placa do meio de ágar. A concentração bactericida mínima (MBC) foi detectada a partir da MIC. O chá verde teve um efeito antibacteriano nas concentrações de 100 a 400 mg/ml. A concentração inibitória mínima de chá verde e chá preto era de 150 e 50 mg/ml, respectivamente. O diâmetro médio da zona de inibição foi de 9,5 mm e 10,9 mm para o extracto metanólico do chá verde e do chá preto, respectivamente. Os autores concluíram que o chá verde não fermentado e fermentado tem actividade anti Streptococcus mutans in vitro.

Awadalla HI et al (2011)88 estudo **conduzido** para avaliar as possíveis propriedades protectoras do chá verde sobre a saúde oral. Os autores declararam que os S. mutans contam para a saliva e as medições de placa e GBI, este estudo experimental de intervenção foi realizado na Clínica Dentária da Universidade de El-Azhar.   The os investigadores utilizaram as seguintes medições: Os Streptococcus mutans contam na saliva e na placa, valores de pH da saliva e da placa, Índice de Sangramento Gengival (GBI). As medições acima mencionadas foram aplicadas a uma amostra constituída por 25 indivíduos antes e depois da lavagem com chá verde para 5. Os resultados deste estudo mostraram que havia uma diferença estatisticamente significativa entre os indivíduos pré e pós lavagem com 2% de chá verde para 5. Os autores concluíram a eficácia da aplicação local do chá verde como material antibacteriano e anticariogénico, uma vez que diminui a acidez da saliva e da placa, pelo que se trata de medidas de prevenção da cárie rentáveis, especialmente nos países em desenvolvimento.

MoghbelA et al (2011)89 realizaram um estudo sobre o efeito do chá verde na prevenção da infecção bacteriana da boca, halitose, e formação de placas nos dentes". Os autores declararam que um total de 25 estudantes voluntárias do sexo feminino, com idades compreendidas entre os 20-25 anos, foram seleccionadas e depois avaliadas através de extracto de chá verde e lavagens bucais contendo 0,2, 0,5, e 1%tannin, como o complexo antibacteriano mais eficaz no chá verde. Em seguida, foi realizado um estudo comparativo com um colutório de chá verde contendo 1% de tanino com 10% de etanol, um colutório sem álcool, e um colutório de chá verde com uma amostra de 0,2% de clorhexidina, como e marca química. Os autores obtêm um colutório de chá verde contendo 1% de tanino foi mais eficaz do que outras concentrações (P<0,05). Não houve diferenças significativas entre os elixir bucal de chá verde contendo 10% de álcool e sem álcool, bem como a clorexidina à base de plantas e a clorexidina química 0,2% (P>0,05). Os autores concluíram que o elixir bucal de chá verde à base de ervas poderia reduzir a carga bacteriana aeróbica da boca e poderia prevenir a formação de placa bacteriana nos dentes e vir a sofrer de halitose devido à infecção das bactérias. Além disso, é um colutório seguro e não tóxico, especialmente para crianças e mulheres grávidas.

NarotzkiB et al (2012)90reviewed on green tea: um produto natural promissor em saúde oral. Os autores afirmaram que o chá verde é uma bebida líder no Extremo Oriente há milhares de anos; é considerado durante muito tempo como um produto de saúde. O chá verde é uma importante fonte de antioxidantes de polifenol. Os polifenóis, incluindo a epigalocatequina 3 galato (EGCG), constituem os componentes mais interessantes das folhas de chá verde. O chá verde tem o potencial de proteger contra várias doenças malignas, cardiovasculares e metabólicas. Há um conjunto crescente de provas que apontam para um papel benéfico do chá verde e dos seus polifenóis na saúde oral. O chá verde protege contra a cárie dentária induzida por bactérias. Os polifenóis do chá possuem propriedades antivirais,
acredita-se que ajude na protecção contra o vírus da gripe. Além disso, os polifenóis de chá verde podem abolir a halitose através da modificação dos componentes de enxofre odorífero. O stress oxidativo da cavidade oral e a inflamação, resultantes do fumo de cigarros e dos compostos deletérios da

nicotina e acroleína dos cigarros, podem ser reduzidos na presença de polifenóis de chá verde. Geralmente, o chá verde defende as células saudáveis da transformação maligna e localmente tem a capacidade de induzir apoptose nas células cancerosas orais. Os autores concluíram que existe um interesse crescente nos benefícios do chá verde para a saúde no campo da saúde oral. No entanto, há ainda necessidade de mais estudos clínicos e biológicos para apoiar orientações para a ingestão do chá verde como parte da prevenção e tratamento de patologias orais específicas.

NamitaP et al (2012)91 revisto sobre camellia sinensis. Os autores declararam que, em resposta ao aumento da popularidade e da procura de plantas medicinais, vários grupos de conservação recomendam que as plantas medicinais selvagens sejam trazidas para cultivo. O Chá Verde é uma das bebidas terapêuticas mais antigas e populares consumidas em todo o mundo. Este produto é feito a partir da folha da planta chamada "Camellia Sinensis". Pode ser preparado como uma bebida, que pode ter muitos efeitos sistémicos na saúde ou pode ser feito um "extracto" a partir das folhas para usar como medicamento. Os autores concluíram que o chá verde contém milhares de ingredientes bioactivos, que são quase contribuídos por polifenóis que desempenham um papel fundamental na prevenção e tratamento de muitas doenças.

ACTIVIDADE ANTICARIOGÉNICA / ANTIMICROBIANA / ANTIPLAQUE DE CAMELLIA SINENSIS

Axelrod M et al (2012)92 realizou um estudo sobre os efeitos inibidores do chá verde (camellia sinensis) no crescimento e proliferação de bactérias orais. Os autores declararam que a camellia sinensis, vulgarmente conhecida como chá verde, demonstrou possuir propriedades antimicrobianas e diminuir o risco de doenças cardiovasculares e doenças periodontais. Este estudo investiga os efeitos do fabrico do chá verde em diferentes concentrações e durações na sua actividade antimicrobiana contra bactérias orais comuns, tais como Streptococcus mutans, Porphyromonas gingivalis, e Staphylococcus epidermis. Os testes de coloração de Gram revelou que as nossas culturas bacterianas tinham uma mistura de bactérias Gram-positivas e Gram-negativas. Um teste de difusão em disco de papel revelou que aumentando a concentração de chá verde e diminuindo o tempo de fabrico da cerveja aumentava as zonas de inibição; o chá fabricado a uma concentração de 80 mg/ml durante 20 minutos teve o maior efeito antibacteriano. No teste de difusão do disco de papel de colutório, um novo frasco de Scope foi considerado mais eficaz contra bactérias orais comuns, enquanto que Listerine teve pouco efeito. O teste de concentração inibitória mínima implicou uma correlação positiva entre a concentração de chá verde e o crescimento bacteriano. Os autores concluíram que o Scope teve um efeito considerável contra o crescimento bacteriano, o chá verde teve um efeito mínimo, e a água não teve qualquer efeito; no entanto, estes foram inconclusivos devido ao tamanho reduzido da amostra. Por conseguinte, confirma-se que o chá verde tem propriedades antibacterianas.

RassameemasmaungS et al (2012)93 realizaram um estudo sobre o efeito do colutório de chá verde na malodorização oral. Os autores declararam que o efeito do colutório de chá verde no malodor oral, placa bacteriana e inflamação gengival. Os sujeitos com gengivite que tinham mais de 80 partes por bilião de compostos voláteis de enxofre (VSC) no hálito matinal foram distribuídos aleatoriamente no grupo do chá verde ou placebo elixir bucal. Na linha de base, VSC, Índice de Placa (PI) e Índice de Sangramento Papilar (PBI) foram registados. Os participantes foram lavados com o colutório atribuído, e o nível de VSC foi novamente medido aos 30 minutos e 3 horas após o enxaguamento. Durante as 4 semanas seguintes, os participantes foram convidados a enxaguar com o colutório designado duas vezes por dia. O VSC, PI e PBI foram novamente medidos no 28º dia. Verificou-se que, aos 30 minutos e 3 horas de pós enxaguamento, o VSC foi reduzido em 36,76% e 33,18% no grupo do chá verde e 19,83% e 9,17% no grupo do placebo, respectivamente. No dia 28, o VSC foi reduzido em 38,61% no grupo do chá verde e em 10,86% no grupo do placebo. O nível de VSC no grupo do chá verde foi significativamente diferente quando comparado com o do placebo. O PI e o PBI foram significativamente reduzidos em ambos os grupos. Os autores concluíram que o elixir bucal de chá verde poderia reduzir significativamente o nível de VSC em indivíduos com gengivite após 4 semanas de enxaguamento.

LolayekarN et al (2012)94 revistos sobre polifenóis e saúde oral. Os autores declararam que os polifenóis (PPs) são metabolitos reactivos abundantes em alimentos derivados de plantas, especialmente frutos, sementes e folhas. Os polifenóis exercem uma actividade preventiva contra doenças infecciosas e degenerativas, incluindo doenças orais. Esta revisão não sistemática discute a actividade preventiva dos PPs na dieta contra as doenças orais, bem como as suas limitações. Referências relevantes têm sido utilizadas para resumir os efeitos benéficos dos PP na nossa dieta e para compreender por que razão estão a receber um interesse crescente por parte dos profissionais de saúde para uma potencial utilização clínica, bem como dos fabricantes e consumidores de alimentos. Os autores concluíram que um melhor conhecimento dos polifenóis dietéticos poderia oferecer uma intervenção de saúde pública muito económica na manutenção da saúde oral.

Aksakalli S (2013)95revista sobre antioxidantes em odontologia. O autor declarou que o chá verde é capaz de desactivar os radicais livres antes de atacarem as células humanas. Os seres humanos geraram sistemas antioxidantes altamente complexos (enzimáticos ou nãoenzimáticos), que funcionam sinergicamente e em combinação entre si para prevenir células ou órgãos contra os radicais livres. Os antioxidantes podem ser endógenos ou exógenos, por exemplo, como parte de uma dieta ou suplementos dietéticos. Um antioxidante assumido como eficaz deve conter algumas propriedades: a- Antioxidantes enzimáticos que funcionam através da catalisação da oxidação de diferentes moléculas, b- A acção de quebra de cadeia, c- As substâncias, incluindo grupos de tiol que actuam em grande parte sequestrando iões metálicos de transição e danificando a reacção de Fenton. Utilizando antioxidantes, as reacções em cadeia nocivas podem ser aniquiladas ou interrompidas. O sistema imunitário no ser humano tem estado ligado à quantidade de ingestão de antioxidantes na dieta. O consumo de antioxidantes nos países desenvolvidos tornou-se generalizado. O autor concluiu ensaios controlados aleatórios de efeitos antioxidantes e conclusões finais sobre os seus efeitos-eficiências ou segurança.

Maryam Moezizadeh (2013)96revista sobre o efeito anticariogénico do chá. A autora declarou que o efeito inibidor da cárie do extracto de chá, que é uma das bebidas mais populares consumidas, tem sido estudado tanto in vitro como in vivo. O mecanismo exacto pelo qual o chá pode prevenir a cárie dentária ainda não é conhecido, mas certas teorias como os efeitos bactericidas do chá contra Streptococcus mutans e a prevenção da aderência bacteriana aos dentes foram sugeridas. O autor concluiu uma breve revisão sobre algumas das pesquisas realizadas sobre o efeito inibidor da cárie do chá.

ShaziaMushtaq (2014)97revista sobre os efeitos anti-cariogénicos do chá verde. O autor declarou que o chá verde é considerado uma bebida saudável devido à actividade biológica dos seus polifenóis, nomeadamente catequinas. Entre os polifenóis epigalocatecinas 3 galato e epicatecina 3 galato são as catequinas mais predominantes. Pode desempenhar um papel importante no combate às bactérias na boca para o hálito fresco, e na protecção das cavidades. Os catequinas de chá verde podem ajudar a combater os efeitos de produção de cáries de S.mutans, destruindo-as, tornando a superfície dentária mais escorregadia, para que as bactérias tenham mais dificuldade em agarrar-se aos dentes, inibindo a produção de placa bacteriana e reduzindo a capacidade das bactérias de produzir o ácido comedor de esmalte. O autor conclui que as propriedades antioxidantes, antimicrobianas, anticolagenâse, antimutagénicas e quimiopreventivas destas catequinas são úteis no tratamento de doenças crónicas como as doenças periodontais.

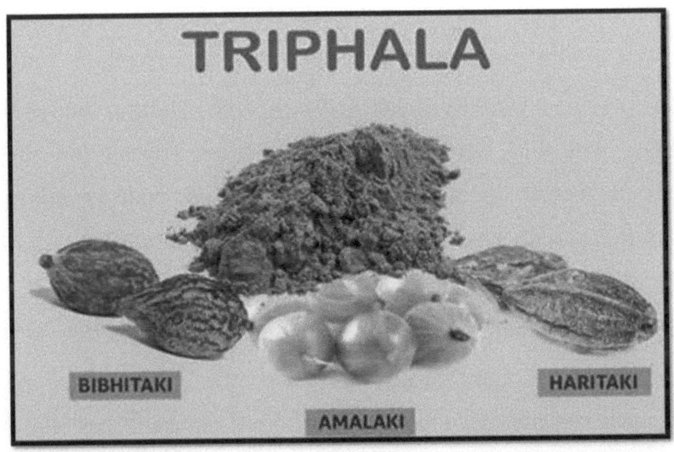

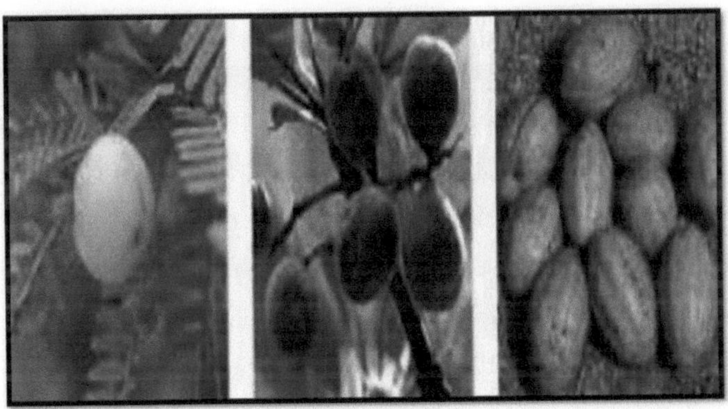

Figura 8: Triphala

TRIPHALA (AMEIXAS MYROBALAN)

Triphala é uma fórmula herbal utilizada na antiga Ciência da Ayurveda. A palavra "Triphala" é traduzida como "três frutos". Estas frutas, também conhecidas como 'Ameixas Myrobalan' são Amalaki, Bibhitaki e Haritaki. Para as pessoas que têm problemas com movimentos intestinais, o Triphala pode ser o melhor remédio. O Triphala regula o intestino em segurança. O Triphala pode ser tomado diariamente, sem qualquer receio de dependência. É considerado não-habitante e seguro, tal como tomar alimentos. O Triphala não tem alguns dos mesmos efeitos secundários negativos que se encontram com outros purgantes. Triphala é um purificador interno de acção suave, e embora não seja considerado como uma fórmula purgante por si só, Triphala tem um efeito purificador no sistema digestivo e no sangue, Triphala pode ser utilizado em Virechana (terapia de purgação), embora doses mais elevadas devam ser utilizadas para uma força suficiente. Para além dos benefícios digestivos, Triphala tem também outros benefícios. O Triphala fortalece os olhos. Triphala que foi adicionado à água quente, embebido, arrefecido e tenso pode ser utilizado como lavagem dos olhos. Triphala é útil em condições com Ama, e ajudará a prevenir a acumulação de Ama quando tomado com dieta. A investigação descobriu que o Triphala é um potente antioxidante, antimicrobiano e entre outros benefícios, mostra-se promissor na luta contra o cancro. O uso diário de Triphala promove a absorção de nutrientes, como as vitaminas B, além disso, Triphala tomado regularmente irá promover a digestão normal, ajudar na remoção de gordura e aumentar os glóbulos vermelhos. O Triphala é uma fórmula tri-doshic, e pode ser utilizado para trazer equilíbrio a todas as constituições. O Triphala tem um sabor desagradável, que é difícil de mascarar. O triphala tem todos os gostos, excepto o salgado. É adstringente, pungente, doce, amargo e azedo. **98**

Maurya DK et al (1997)99 revisto sobre o papel do triphala na gestão das doenças periodontais. Os autores declararam que a inflamação crónica é o processo de doença mais comum a afectar o periodonto e é o principal factor responsável pela perda de dentes em adultos, a persistência da infecção nas margens gengivais leva a uma inflamação progressiva e geralmente à destruição dos tecidos de suporte. Na literatura antiga os cuidados dentários eram incluídos no trabalho normal dos médicos e cirurgiões e eram praticados a três níveis, nomeadamente (i) medidas profilácticas como parte da rotina diária (ii) Alívio de algumas condições menores por medicamentos (iii) Aplicação de medidas cirúrgicas para alívio de doenças dentárias graves. Neste estudo clínico foram seleccionados 60 casos de ambos os sexos ou idades diferentes com diferentes fases de doenças periodontais inflamatórias, com base na apresentação clínica e critérios de diagnóstico. Estes pacientes foram divididos em 3 grupos iguais. 1. Grupo I: Grupo tratado (T.G) - 20 pacientes foram tratados com decocção triphala usada como colutório duas vezes por dia e 3 gms tomados por via oral duas vezes por dia durante 1 mês. Grupo II: Grupo de Controlo (C.G) - 20 pacientes foram tratados com medicina moderna pura - Metronidazol 400 mg três vezes por dia por via oral durante 7 dias juntamente com decocção triphala usada como colutório duas vezes por dia durante um mês. Grupo III: Grupo de Controlo (C.G) - 20 pacientes foram tratados com medicina moderna pura - Metronidazol 400 mg três vezes por dia por via oral durante 7 dias juntamente com clorexidina 0,2% colutório duas vezes por dia durante um mês. Os autores concluíram que a doença periodontal triphala curada sem quaisquer efeitos secundários ou toxicidade.

ParvathiA et al (2010)100 estudo **conduzido** sobre o potencial antibacteriano dos três frutos medicinais utilizados em triphala: uma formulação ayurvédica. Os autores declararam que o potencial antibacteriano de extractos de dimetil sulfóxido (DMSO) de frutos de Emblica officinalis gaertn., Terminalia bellerica Roxb e Terminalia chebula Retz. contra Salmonella typhi (32 estirpes) isolados de diferentes agentes patogénicos humanos na técnica de diluição em ágar. Os autores concluíram que os extractos de frutos de DMSO de E. Officinalis mostram uma potente actividade antimicrobiana contra S. Typhi enquanto que T. Bellerica foi considerada altamente eficaz contra S. typhi e o extracto de frutos crus de T. chebula também mostrou uma significativa actividade antibacteriana contra 32 estirpes diferentes de S. typhi.

TRIPHALA E LAVAGENS BUCAIS: UM ESTUDO COMPARATIEV

Tandon S et al (2010)101 realizou um estudo sobre o efeito do elixir bucal triphala no estado de cárie. Os autores declararam que quase 60-70% da população infantil indiana sofre de cárie dentária. O enxaguamento bucal é o método mais rentável de prevenir a cárie dentária. O 'Triphala' tem sido um remédio Ayurveda clássico, provavelmente o mais conhecido entre todos os compostos Ayurvédicos. Este estudo foi realizado em 1501 estudantes na faixa etária de 8-12 anos com o objectivo de determinar o efeito do "Triphala mouth wash" na prevenção da cárie dentária (cárie manifesta), bem como das lesões cariosas incipientes, e também comparar o efeito do "Triphala" e do "clorhexidine mouthwashes". A cárie incipiente foi registada a intervalos de 3, 6, 9 meses e as cáries manifestas a intervalos de 9 meses. Foi encontrado um aumento significativo na pontuação DMFS no final de 9 meses. Os autores concluíram que havia uma diferença significativa entre o triphala e as lavagens bucais com clorexidina.

Bajaj N et al (2010)102 estudo **conduzido** sobre o efeito do triphala e do clorexidina colutório na placa dentária, inflamação gengival, e crescimento microbiano. Os autores afirmaram que os efeitos de um elixir bucal preparado com triphala na placa dentária, inflamação gengival, e crescimento microbiano e comparam-no com o elixir bucal com clorhexidina disponível comercialmente. Um total de 1431 estudantes na faixa etária dos 8-12 anos, pertencentes às turmas da quarta à sétima classe, foram os sujeitos deste estudo. O Conhecimento, Atitude e Prática (KAP) das matérias foi determinado através de um questionário. Os estudantes foram divididos em três grupos, nomeadamente, Grupo I (n = 457) utilizando colutório Triphala (0,6%), Grupo

II (n = 440) utilizando colutório Chlorhexidine (0,1%) (controlo positivo), e Grupo III (n = 412) utilizando água destilada (controlo negativo). A avaliação foi realizada com base em pontuações de placas, pontuações gengivais, e a análise microbiológica (contagem de Streptococcus e lactobacilos). A análise estatística das pontuações em placas e gengivais foi conduzida utilizando o teste t de amostra pareada (para intragrupo) e o teste de Tukey (para intergrupo conduzido juntamente com a análise do teste de variância). Para as contagens de Streptococcus mutans e Lactobacillus, foram aplicados os testes Wilcoxon e Mann-Whitney para comparação intragrupo e intergrupos, respectivamente. Todos os testes foram realizados utilizando o software SPSS. Tanto o Grupo I como o Grupo II mostraram uma diminuição progressiva das pontuações em placas desde a linha de base até ao final de 9 meses; no entanto, para o Grupo III foi observado um aumento das pontuações em placas desde a linha de base até ao final de 9 meses. Tanto o Grupo I como o Grupo II mostraram um efeito semelhante na saúde gengival. Houve um efeito inibitório nas contagens microbianas excepto no Lactobacillus onde Triphala tinha mostrado melhores resultados do que a clorexidina. Os autores concluíram que havia uma diferença significativa entre o triphala e o elixir bucal de clorhexidina.

EFEITO ANTIBACTERIANO/ ANTIMICROBIANO DO TRIPHALA

Pujar M et al (2011)103 estudo **conduzido** sobre a comparação da eficácia antimicrobiana de Triphala, (GTP) Polifenóis de chá verde e 3% de hipoclorito de sódio no biofilme de enterococcus faecalis formado no substrato dentário. Os autores declararam que os dentes humanos extraídos foram preparados biomecanicamente, seccionados verticalmente e colocados em poços contendo E. Faecalis para formar um biofilme. Após 2 semanas, todos os grupos foram tratados durante 10 minutos com soluções de teste (Triphala, GTP, 3% de hipoclorito de sódio e soro fisiológico) e foram analisados quantitativamente. A análise quantitativa mostrou completa inibição do crescimento bacteriano com

3% de hipoclorito de sódio. Grupos tratados com Triphala, GTP e soro fisiológico mostraram 2,3±0,59 × 104 UFC/ml, 3,8±0,79 × 104 UFC/ml e 9,90±0,52 de crescimento bacteriano respectivamente. Os autores concluíram que o hipoclorito de sódio mostrou uma actividade antibacteriana máxima contra o biofilme de E. Faecalis formado no substrato dentário. O Triphala e o GTP mostraram uma actividade antibacteriana significativamente melhor. Alternativas herbais podem ser usadas como irrigantes de canais radiculares, considerando os efeitos indesejáveis do hipoclorito de sódio.

Murali CR et al (2012)104 realizaram um estudo sobre a avaliação da actividade antimicrobiana de dentifrícios à base de plantas, óleos à base de plantas e enxaguamentos bucais contra biofilmes de bactérias orais isoladas. Os autores declararam que um biofilme é uma agregação complexa de microrganismos que crescem sobre uma superfície sólida. A presença de flora microbiana complexa na cavidade oral ajuda na formação da placa dentária (biofilme) que desempenha um papel muito importante na produção de várias doenças da cavidade oral, como cárie dentária, gengivite e periodontite. O aumento da resistência destes biofilmes aos antibióticos está bem documentado. O papel da medicina alternativa na forma de produtos à base de ervas é amplamente utilizado devido às suas propriedades antimicrobianas. No presente estudo foram retiradas amostras clínicas destes biofilmes e foi realizado um estudo in vitro para avaliar o potencial antimicrobiano de dentifrícios à base de ervas, óleos de ervas e enxaguamentos bucais contra biofilmes de bactérias orais isoladas. Os resultados mostraram variações nas propriedades antimicrobianas dos produtos à base de plantas e o desempenho diferencial pode ser devido à resistência da parede celular bacteriana aos princípios activos/ propriedades antimicrobianas destes produtos. O efeito dos antimicrobianos tais como dentifrícios, óleos vegetais e enxaguamentos bucais era dependente do organismo e, para ser específico, da composição e permeabilidade da parede celular. Os autores concluíram que uma melhor compreensão sobre a formação, composição, e características bioquímicas do biofilme da placa nos ajuda no seu controlo. O padrão da placa e os isolados bacterianos causadores da doença poderiam ser destruídos utilizando concentrações adequadas de agentes antimicrobianos adequados. Assim, é necessário realizar mais trabalho de investigação para avaliar as suas propriedades antimicrobianas.

Srinagesh J et al (2012)105 estudo **conduzido** sobre a eficácia antibacteriana do triphala contra os estreptococos orais. Os autores declararam que o triphala é uma preparação botânica que consiste em partes iguais de três frutos herbais. Muito reverenciado na Ayurveda, o triphala tem provado ter acções antibacterianas, antivirais e antifúngicas. Os autores investigam o efeito de 6% de triphala numa formulação de elixir bucal nos níveis de estreptococos salivares no final de 48 h e 7 dias, de duas vezes por dia de utilização, e para comparar o mesmo com 0,2% de clorhexidina. Sessenta estudantes voluntários com idades compreendidas entre os 18 e os 25 anos foram distribuídos aleatoriamente em três grupos de estudo. (a) 6% de colutório triphala, 15 ml duas vezes por dia; (b) 0,2% de colutório de clorhexidina, 15 ml duas vezes por dia (grupo de controlo activo); (c) grupo de controlo passivo solicitado para enxaguar com água simples, duas vezes por dia. As unidades formadoras de estreptococos orais/ml (UFC/ml) foram avaliadas através da inoculação de ágar sangue com amostras de saliva no final de 48 h e aos 7 dias. O grupo triphala mostrou uma redução de 17% e 44%, enquanto o grupo clorexidina mostrou uma redução de 16% e 45% no final de 48 h e 7 dias (P < 0,001). A redução em UFC/ml observada no grupo triphala foi muito semelhante à do grupo da clorhexidina. Os autores concluíram que o triphala tem sido utilizado na Ayurveda desde tempos imemoriais e tem muitos benefícios sistémicos potenciais.

Chouhan B et al (2013)106 revisto sobre triphala: um medicamento ayurvédico abrangente. Os autores afirmaram que o triphala é utilizado no sistema tradicional da medicina indiana. O fruto de três juntos é chamado Triphala e vara, phalatrikam, sresthatam são os seus sinónimos. É uma formulação herbal rica em antioxidantes e possui diversas propriedades benéficas. É um medicamento ayurvédico amplamente prescrito e é utilizado nas doenças de todas as dosas, estimula a capacidade digestiva, rasayana e vrisya, etc. É um composto politerbal. É necessário corroborar a consistência da mistura ou combinação em equilíbrio de atributos. Segundo a Fórmula Ayurvédica da Índia (AFI), é preparado combinando uma mistura 1:1:1 de frutos secos moídos, chamados como mirobalanos. Os autores concluíram que o triphala mostra propriedades imunomoduladoras e ajuda a melhorar o sistema de defesa do organismo e nos últimos anos existem vários estudos que sugerem que o triphala possui actividade anti-mutagénica, radio protectora e antioxidante e benéfica em condições de doença.

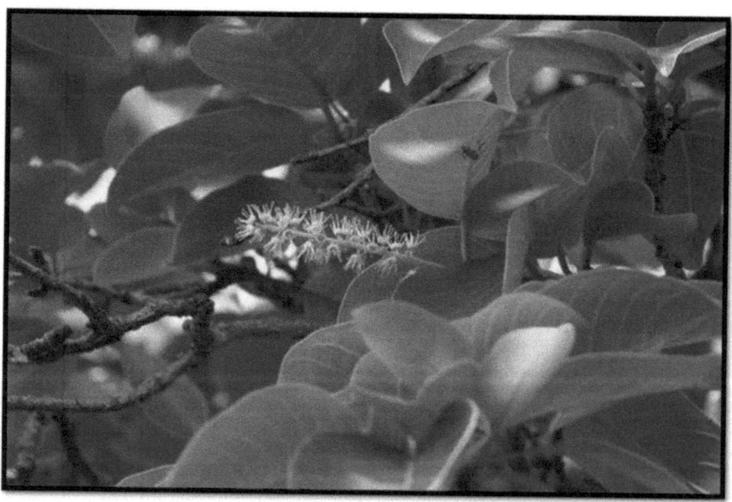

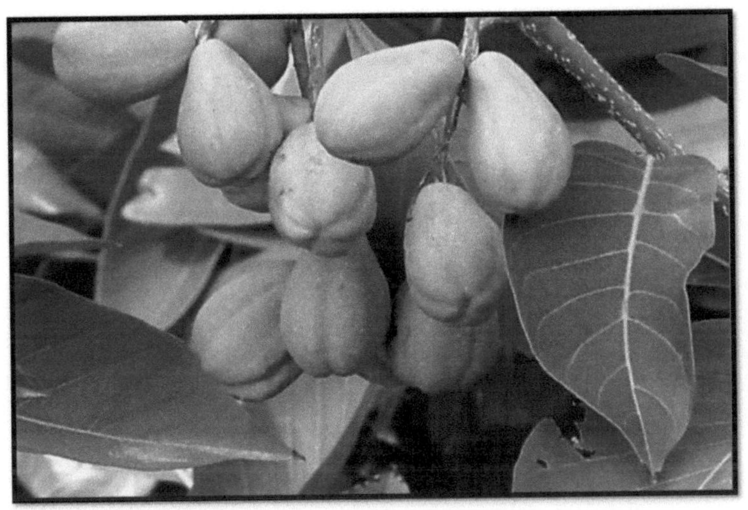

Figura 9: Planta Haritaki

HARITAKI (TERMINALIA CHEBULA)

Aneja et al (2009)107estudo **realizado** sobre a avaliação das propriedades antimicrobianas de extractos de fruta de Terminalia Chebula contra agentes patogénicos da cárie dentária. Os autores declararam que a cárie dentária é uma patologia bacteriana oral comum que tem sido associada a espécies de Streptococcus, principalmente Streptococcus mutans e espécies de Lactobacillus. Foram relatadas actividades antibacterianas de extractos de québula de terminalia contra várias estirpes bacterianas. O objectivo deste estudo foi avaliar o possível potencial antimicrobiano dos extractos de frutos de T. Chebula (acetona, etanol, metanol, aquoso frio e quente) contra cinco microrganismos causadores de cárie dentária. Para este efeito, testaram-se três bactérias S. mutans, Staphylococcus aureus, Lactobacillus acidophilus e duas leveduras Candida albicans e Saccharomyces cerevisiaeere. A actividade antimicrobiana foi testada usando o método de difusão do poço de ágar. Todos os extractos testados mostraram actividade antibacteriana contra duas bactérias

S. mutansand S. aureusbut, mas nenhuma actividade antimicrobiana foi observada contra L. acidophilus, C. albicansand S. cerevisiae. A maior actividade foi demonstrada pelo extracto acetónico com um diâmetro médio da zona de inibição de 25,32mm e uma concentração inibitória mínima (MIC) de 25mg/ml contra S. Mutans e um diâmetro médio de 32,97mm e uma MIC de 12,5mg/ml contra S. aureus seguida de extractos alcoólicos, aquosos a quente, aquosos a frio e metanólicos. Os autores concluíram que a presença de actividade antibacteriana no material vegetal testado, exibida pelos seus compostos bioactivos, e servindo-os como agente antimicrobiano alternativo contra a cárie dentária causadora de microrganismos.

Nayak et al(2010)108 realizaram um estudo sobre a eficácia do enxaguamento com chebula terminal em estreptococos mutans que contam na saliva e o seu efeito no pH salivar. Os autores afirmaram que os enxaguamentos bucais são utilizados desde tempos imemoriais como suplemento para a prática de higiene oral de rotina. Embora um grande número de enxaguamentos bucais esteja actualmente disponível, muitos deles possuem certos inconvenientes, que obrigaram à procura de agentes alternativos. Dez por cento do extracto de T. chebula foi preparado. Foi seleccionada uma amostra propositada de 30 sujeitos e dividida aleatoriamente em grupos de extracto e controlo. Foi recolhida uma amostra salivar de linha de base. A lavagem e controlo do extracto recentemente preparado foi dada aos respectivos grupos. Foi utilizada água destilada como controlo negativo. As amostras salivares foram recolhidas aos 5 e 60 minutos após enxaguamento e submetidas a análises de pH e microbiológicas. Foi entregue um questionário de aceitabilidade a todos os participantes. A análise estatística foi feita utilizando testes t emparelhados e não emparelhados. O autor verificou que houve uma redução significativa na contagem de S. mutans aos 5 e 60 min após o enxaguamento do extracto. O pH salivar permaneceu alcalino durante um período de 1 h após enxaguamento do extracto. Os resultados do questionário de aceitabilidade indicaram que a mouthrinse era aceitável para 80% dos sujeitos. Os autores concluíram que o T. chebula pode revelar-se um antiácido bucal eficaz devido à sua capacidade de aumentar o pH salivar e inibir o S. mutans. Isto também pode ser uma valiosa intervenção de saúde pública, uma vez que é económica e tem múltiplos benefícios para a saúde.

Gupta PC et al (2012)109reviewed on the biological and pharmacological properties of terminalia chebula (haritaki). Os autores declararam que as plantas medicinais têm sido consideradas uma fonte valiosa e barata de fito constituintes únicos que são amplamente utilizados no desenvolvimento de medicamentos contra várias doenças. Uma grande proporção da população mundial, especialmente nos países em desenvolvimento, depende principalmente do sistema tradicional da medicina. A utilização de plantas e produtos vegetais em medicamentos está a ser popularizada porque os medicamentos à base de plantas são baratos e têm origem natural com maiores margens de segurança e menores ou nenhuns efeitos secundários. Terminalia chebula pertence à família Combretaceae e é uma das mais importantes plantas medicinais utilizadas em medicamentos de ayurveda, siddha, unani e homeopatia. É chamada o "Rei dos Medicamentos" no Tibete e está listada em primeiro lugar no material médico ayurvédico devido ao seu extraordinário poder de cura de feridas e um vasto espectro de propriedades medicinais. Os autores concluíram que T. Chebula possui propriedades antibacterianas, antifúngicas, antivirais, antidiabéticas, antimutagénicas, antioxidantes, antiulcerosas e cicatrizantes de feridas. Previne também danos cardíacos e é utilizado para o tratamento de doenças renais. É um laxante suave, seguro e eficaz na medicina tradicional. T. Chebula e os seus fitoconstituintes têm um efeito terapêutico sem toxicidade. O T. Chebula é um ingrediente activo da conhecida preparação herbal, Triphala, que é utilizado para o tratamento do fígado aumentado, distúrbios estomacais e dores nos olhos. Esta revisão dá uma visão de aves sobre as propriedades biológicas e farmacológicas de vários extractos e fitoconstituintes isolados de T. Chebula para enriquecer o nosso conhecimento sobre esta planta.

ANTICÁRIOS/ACTIVIDADE ANTIMICROBIANA DE TERMINALIA CHEBULA

Bag A et al (2013)110reviewed on the development of terminalia chebula retz. (combretaceae) na investigação clínica. As plantas medicinais são parte integrante da sociedade humana para combater a civilização das doenças. Terminalia chebulais chamada 'Rei da Medicina' no Tibete e está sempre no topo da lista da 'AyurvedicMateriaMedica' devido ao seu extraordinário poder de cura. Toda a planta possui um elevado valor medicinal e é tradicionalmente utilizada para o tratamento de vários males para o ser humano. Algumas das pessoas do folclore utilizavam esta planta no tratamento da asma, dores de garganta, vómitos, soluços, diarreia, disenteria, hemorragias, úlceras, gota, doenças do coração e da bexiga. Foi demonstrado que a planta possui múltiplas actividades farmacológicas e medicinais, tais como antioxidante, antimicrobiano, antidiabético, hepatoprotector, anti-inflamatório, anti-mutagénico, antiproliferativo, radioprotector, cardioprotector, antiartrítico, anticartroscópico, motilidade gastrointestinal e actividade cicatrizante de feridas. Mas nenhuma informação sistemática actualizada sobre a eficácia terapêutica de Terminalia chebula, um popular remédio herbal na Índia e no Sudeste Asiático, foi até agora relatada. Os autores concluíram que a fitoquímica e as várias propriedades farmacológicas e medicinais da cânula de Terminalia chebula e de alguns dos seus compostos isolados, juntamente com a sua avaliação de segurança. Isto pode constituir um incentivo para uma avaliação adequada da planta como agente medicinal contra doenças humanas e também uma ponte para lacunas na literatura existente e no âmbito futuro, o que pode oferecer imensas oportunidades aos investigadores empenhados na validação das alegações tradicionais e no desenvolvimento de uma medicina botânica segura e eficaz.

Ram ST et al (2013)111reviewed on pragmatic use of haritaki (terminaliachebularetz): an ayurvedic perspective. Os autores afirmam que haritaki denota "Um fruto de cor amarelo-esverdeada escura, que afasta as doenças". O amplamente aclamado medicamento ayurvédico é a melhor substância saudável e segura para passagens corporais (haritakipathyanam). Haritakienjoys amplo patrocínio na medicina tibetana também conhecido como A-ru-ra e elogiado com o adjectivo Sman-mchog-rgyal-pa (o rei dos melhores medicamentos). Haritakiin no dia-a-dia através de combinações judiciosas de diferentes adjuvantes será uma bênção para a pessoa que o consome. Embora os textos ayurvédicos forneçam opções decentes, tais como Rituharitaki (uso sazonal de Haritaki com adjuvante selectivo), indicações específicas e contra-indicações, os profissionais, bem como outros, podem não lhes prestar muita atenção. Os autores concluíram que é o momento de olhar de novo para a perspectiva Ayurvédica do uso pragmático de Haritaki à luz das actuais provas terapêuticas, práticas farmacêuticas.

Thirumoorthyswamy S (2014)112 revisto sobre a avaliação pleiotrófica do haritaki. O autor declarou que os compostos antimicrobianos à base de plantas têm grande potencial terapêutico, uma vez que têm menos efeitos secundários em comparação com as drogas sintéticas e também poucas hipóteses de desenvolvimento de resistência. A resistência aos medicamentos tem vindo a surgir como uma grave intimidação da população humana devido a uma utilização não sistemática de antibióticos. Assim, a planta, chamada "Mãe da Medicina", chebula terminal tem sido extensivamente estudada pelas suas várias doenças devido à sua extraordinária potência curativa trazida à luz pela existência de numerosos fitoconstituintes. O autor concluiu que foi projectado para obter uma ajuda imensa para os investigadores compreenderem a avaliação pleiotrofica do haritaki numa abordagem altamente estruturada.

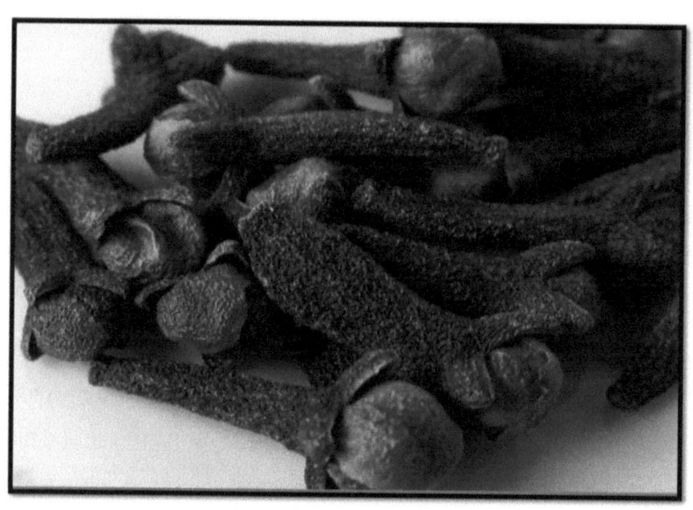

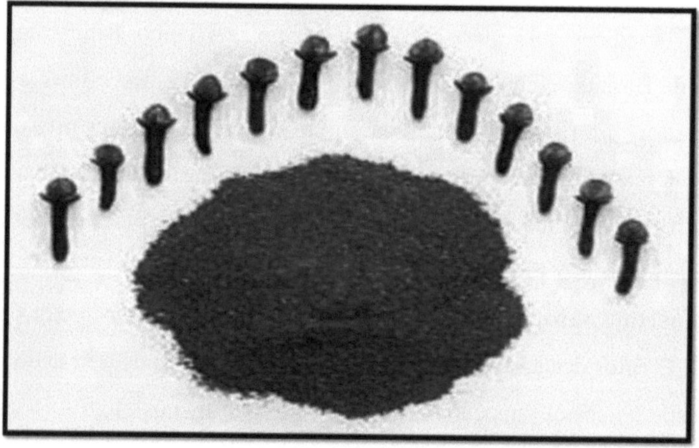

Figura 10: Cravinho

CRAVO-DA-ÍNDIA (SYZYGIUM AROMATICUM)

O óleo de cravo é um óleo essencial dos botões secos das flores, folhas e caules da árvore Syzygium Aromaticum. Quando aplicado às plantas em crescimento em quantidades suficientes, o óleo de cravo de cravinho desseca rapidamente o tecido verde, removendo a cutícula cerosa da planta e perturbando a membrana celular. Isto resulta em fugas inelectrolíticas das células da planta, causando a morte dos tecidos. O óleo de cravo-da-índia não é translocado em plantas tratadas e não proporciona nenhum controlo residual de ervas daninhas. É apenas eficaz como herbicida pós-emergente e fornece queimaduras tanto de folhas largas anuais como perenes e ervas daninhas. O óleo de cravo-da-índia é considerado seguro em pequenas quantidades (< 1.500 ppm) como aditivo alimentar. No entanto, o óleo de cravo é tóxico para as células humanas. Se ingerido em quantidade suficiente ou injectado, demonstrou causar complicações potencialmente fatais, incluindo Síndrome de Angústia Respiratória Aguda, Falha Hepática Fulminante (Fígado), e Depressão do Sistema Nervoso Central; a dose oral letal é de 3,75 g por kg de peso corporal. Não existem estudos epidemiológicos de potenciais efeitos adversos para a saúde humana relacionados com a exposição ao cravo-da-índia deixam óleo ou eugenol a partir de quaisquer cenários de exposição humana. Também não existem estudos de utilização agrícola, quer em trabalhadores ou em pessoas com exposição a exposição de pessoas à deriva ou a outras aplicações. As utilizações tradicionais do óleo de folha de cravo incluem o tratamento de queimaduras e cortes, tendo também encontrado utilização nos cuidados dentários como analgésico, e o óleo de cravo não diluído pode ser esfregado nas gengivas para tratar infecções dentárias e dores de dentes. Existem estudos de várias décadas atrás que mostram que o eugenol é um alergénio de contacto quando usado na medicina dentária. 113

ACÇÃO ANALGÉSICA DO SYZYGIUM AROMATICUM

Alqareer et al(2006)114estudo **conduzido** sobre o efeito do cravo e da benzocaína versus placebo como anestésico tópico. Os autores declararam que o objectivo deste estudo era examinar se o cravo de erva natural pode substituir a benzocaína como anestésico tópico. Foram aplicados agentes tópicos à mucosa canina bucal maxilar de 73 voluntários adultos. Quatro substâncias foram testadas no estudo: (1) gel de cravo caseiro, (2) benzocaína 20% gel, (3) placebo que se assemelha ao cravo e (4) um placebo que se assemelha à benzocaína. Após 5 minutos de aplicação de material de forma aleatória e cega, cada participante recebeu dois palitos de agulha. A resposta à dor foi registada utilizando uma escala visual analógica de dor de 100 mm. Os autores concluíram que tanto o cravinho como os géis de benzocaína tinham resultados de dor médios significativamente inferiores aos dos placebos (p = 0,005). O gel de cravo pode possuir um potencial para substituir a benzocaína como agente tópico antes da inserção da agulha.

Zubaidah et al(2006)115estudaram o efeito comparativo de extractos aquosos (CA) e solventes (CM) de cravinho nas propriedades cariogénicas do Streptococcus Mutans. Os autores declararam que as propriedades cariogénicas investigadas incluíam a adesão celular, a hidrofobicidade da superfície celular e as actividades de síntese do glucano de S. Mutans. Houve uma diferença significativa entre o efeito dos extractos CA e CM na adesão de S. mutans(P < 0,05) dentro de uma gama de concentrações de 5-15 mg/ml, o extracto CM demonstrando um efeito inibitório ligeiramente superior. Contudo, o efeito do extracto CM sobre a hidrofobicidade da superfície celular de S. Mutans foi mais fraco do que o do extracto CA. Os dois extractos reduziram a síntese de glucano hidrossolúvel (WIG) em quase 50% a uma concentração tão baixa como 0,5 mg/ml e o extracto CM demonstrou um efeito inibitório significativamente mais elevado do que o extracto CA (P < 0,05). Os autores concluíram que tanto os extractos CA como CM exercem efeitos inibitórios sobre as propriedades cariogénicas de S. Mutans e que o extracto CA é tão eficaz como o extracto CM.

Alma M et al(2007)116 revisto sobre a composição química e o teor de óleo essencial do rebento de cravinho turco cultivado (syzygiumaromaticum). Os autores declararam que o óleo de cravinho, que era cultivado na região mediterrânica da Turquia, era fornecido por uma empresa privada de óleo essencial na Turquia. O óleo essencial de cravinho (SyzygiumaromaticumL.) foi obtido pelo método de destilação a vapor, e a sua composição química foi analisada por GC e GC-MS. Os autores concluíram que os óleos essenciais continham principalmente cerca de 87,00% de eugenol, 8,01% de acetato de eugenol e 3,56% β-Caryophyllene.

Bhuiyan et al(2010)117estudo **realizado** sobre os constituintes do óleo essencial de folhas e botões de cravo (Syzigiumcaryophyllatum(L.) Alston). Os autores declararam que o óleo essencial obtido por hidrodestilação de folhas frescas e botões secos de Syzigium caryophyllatum foram analisados por Espectrometria de Massa por Cromatografia Gasosa (GC-MS). Trinta e oito componentes foram identificados no óleo de folhas. Os principais componentes foram eugenol (74,3%), eucaliptotol (5,8%), cariofileno (3,85%) e A-cadinol (2,43%). Trinta e um componentes foram identificados no óleo de botões, sendo os principais componentes o eugenol (49,7%), cariofileno (18,9%), benzeno,1-etil-3-nitro (11,1%) e ácido benzóico,3-(1-metiletilo) (8,9%). Os autores concluíram que o óleo de cravo do Bangladesh foi considerado comparável em termos do seu conteúdo de eugenol. Sugere-se que o óleo de cravo pode ser cultivado como uma cultura economicamente viável no Bangladesh.

Hosseini et al(2011)118estudo **conduzido** sobre o efeito analgésico do óleo essencial de cravo em ratos". Os autores declararam que o presente trabalho foi levado a cabo para investigar o possível efeito analgésico do óleo de cravo em ratos. Cinquenta ratos foram divididos em 5 grupos: 1) Salino 2) Óleo essencial (Ess) 2%, 3) Ess 5%, 4) Ess10% e 5) Ess 20%. O teste da placa quente ($55\pm0,2$ °C; Corte 60 seg) foi realizado como um recorde de base 15 min antes da injecção de fármacos (Salino ou 2, 5, 10 e 20% de concentração de óleo Essencial) e consequentemente repetido de 15 em 15 minutos após a injecção.

As medidas repetidas do teste ANOVA mostraram que o efeito percentual máximo (MPE) em grupos animais tratados por 5, 10 e 20% de óleo essencial era significativamente superior ao do grupo salino. A comparação entre 4 grupos tratados mostrou que o EMA em 10% de grupo essencial era superior a 2 e 5% de grupo; não houve diferença significativa entre 10% e 20% de grupo. Os autores concluíram que existe um efeito analgésico da planta do cravo na dor de dentes, utilizando o teste da placa quente.

ACTIVIDADE ANTI-CARIOCA DE SYZYGIUM AROMATICUM

N M et al(2011)119estudo **conduzido** sobre a actividade antimicrobiana de azardirachtaindica, glycyrrhizaglabra, cinnamumzeylanicum, Syzygiumaromaticum, accacianilotica em estreptococcus mutans e enterococcus faecalis. Neste estudo foi testada a actividade antibacteriana de extractos de etanol de neem, alcaçuz, canela, cravinho e babool contra estreptococcus mutans e enterococcus faecalis em concentrações de 10% e 50% em volumes variáveis de 10 µl , 20 µl , 30 µl , 50 µl e 75 µl durante 24 horas. Os extractos foram inoculados em placas de ágar de infusão do coração do cérebro contendo espécies individuais de microrganismos e incubados a 37°C durante 24 horas. Após 24 horas foram observados efeitos antimicrobianos variáveis das ervas contra estreptococcus mutans e enterococcus faecalis. A análise estatística foi realizada com análise de variância de uma só forma. O extracto de Babool (Accacianilotica) a 50% de concentração e a volumes de 75µl mostrou a zona máxima de inibição contra streptococcus Mutans e enterococcus faecalis. O extracto de alcaçuz (Glycyrrhiza Glabra) também inibiu o crescimento de microrganismos mas em menor grau do que o extracto de babool. Os autores concluíram que os extractos de babool e alcaçuz são eficazes na inibição do crescimento de agentes patogénicos cariogénicos como o estreptococcus mutans. Os extractos de babool e cravinho são agentes antimicrobianos eficazes contra enterococcus faecalis e podem ser utilizados para reduzir a microflora do canal radicular e as falhas do canal radicular. Assim, os dados sugerem que os produtos herbais podem proporcionar benefícios para a saúde oral ao inibirem o crescimento de agentes patogénicos cariogénicos e do canal radicular.

Moon SE et al(2011)120 estudo **conduzido** sobre o efeito sinérgico entre o óleo de cravo e os seus principais compostos e antibióticos contra bactérias orais. Os autores declararam que os óleos essenciais foram encontrados como sendo antibacterianos, antifúngicos, espasmolíticos, e actividade antiplasmodial e efeito terapêutico no tratamento do cancro. No seu estudo, o óleo de cravo e os seus principais compostos, eugenol e β-caryophyllene foram avaliados contra bactérias orais, quer isoladamente quer em combinação com ampicilina ou gentamicina, através de um ensaio de "checkerboard" e time kill. A actividade antibacteriana do óleo de cravo era superior a β-caryophyllene mas era semelhante ao eugenol contra todas as bactérias orais testadas. Além disso, o MIC e o MBC foram reduzidos para meio-um décimo sexto como resultado da combinação do óleo de cravo-da-índia ou eugenol com antibióticos. A interacção sinérgica foi verificada por estudos de morte no tempo utilizando o óleo de cravo-da-índia ou eugenol com antibióticos 60 min de tratamento com MIC do óleo de cravo-da-índia ou eugenol com ampicilina ou gentamicina resultou num aumento da taxa de morte em unidades de UFC/ml a um grau maior do que o observado apenas com o eugenol. Os autores concluíram que o óleo de cravo-da-índia e o eugenol podiam ser utilizados como agente antibacteriano natural contra bactérias cariogénicas e periodonto-patogénicas.

BhowmikD et al(2012)121reviewed on the recent trends in Indian traditional herbs syzygiumaromaticumand its health benefits. Os autores afirmaram que os cravos (Syzygium Aromaticum), muitos usos medicinais têm sido aplicados mais notoriamente à dor de dentes, e à inflamação da boca e da garganta. A pomba tem sido utilizada na Índia e na China, há mais de 2.000 anos, como uma especiaria para verificar tanto a cárie dentária como a contra halitose, que é mau hálito. Na Pérsia e na China, foi considerada como tendo propriedades afrodisíacas. O cravo-da-índia tem sido historicamente utilizado na cozinha indiana (tanto do Norte como do Sul da Índia). Na cozinha do norte da Índia, é utilizado em quase todos os molhos ou acompanhamentos feitos, na sua maioria moídos juntamente com outras especiarias. Mais do que um simples contra-irritante, porém, a Monografia E da Comissão Alemã enumera o cravo-da-índia como tendo propriedades antisépticas, antibacterianas, antifúngicas e antivirais. Um dos principais constituintes do óleo de cravo-da-índia (eugenol)exibe amplas actividades antimicrobianas contra bactérias Gram-positivas, Gram-negativas e de facto ácido, bem como asfungi O cravo-da-índia é bem conhecido também pelas suas propriedades antieméticas (alivia náuseas e vómitos) e carminativas. O uso medicinal aparente mais antigo do cravo-da-índia foi na China, onde é relatado que foram tomados para doenças diversas já em 240 AC. Os cravos foram tomados ao longo dos séculos para a diarreia, a maioria das doenças de fígado, estômago e intestino, e como estimulante para os nervos. Tradicionalmente os cravos têm sido usados para tratar flatulência, náuseas e vómitos.Na Ásia tropical, o cravo-da-índia tem sido dado para tratar infecções tão diversas como a malária, cólera etuberculose, bem como a sarna. As utilizações tradicionais na América incluem o tratamento de vermes, vírus, candida, infecções variousbacterianas e protozoárias Os autores concluíram que o eugenol como sendo a razão possível para as acções antimicrobianas, e confirmar a eficácia do cravo-da-índia na inibição de agentes patogénicos de origem alimentar, bem como de outras bactérias e fungos O óleo volátil do cravo-da-índia (cerca de 85-92% eugenol) era altamente activo contra uma série de microrganismos de teste, sendo classificado como bactericida por natureza. Juntamente com os usos recreativos do cravo-da-índia, eles são também um anti-helmíntico natural.

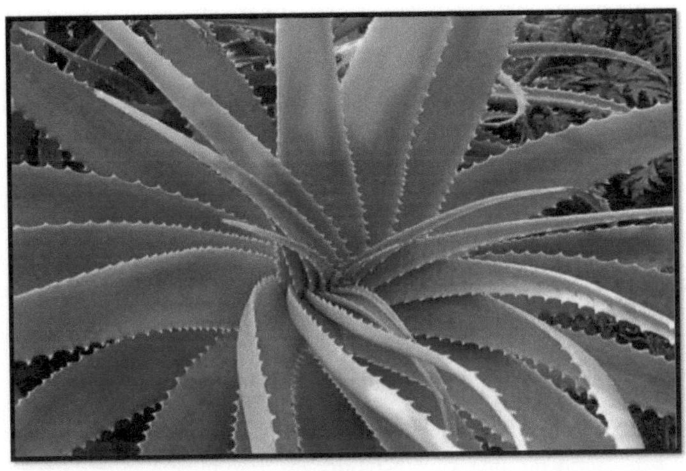

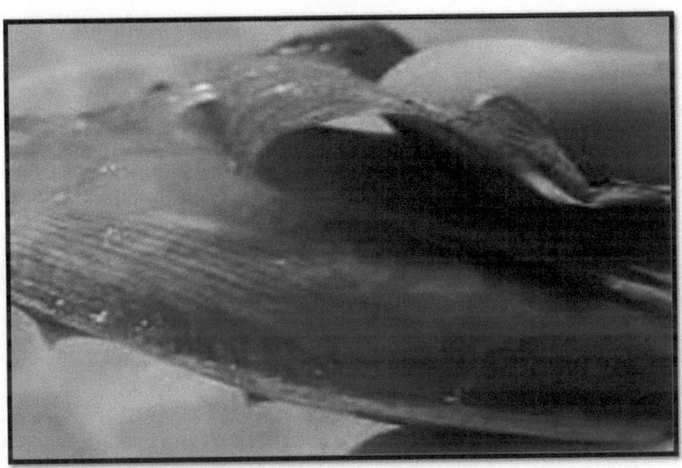

Figura 11: Planta de Aloe Vera

ALOE VERA (ALOE BARBADENSIS)

O Aloe Vera Gel, como a maioria dos sumos naturais, tanto de fruta como de vegetais, é um produto instável quando extraído e está sujeito a descoloração e deterioração devido à contaminação por microrganismos. 122

O grande sucesso do Aloe como mercadoria para utilização em alimentos nutricionais e cosméticos deve-se a os procedimentos de estabilização

103

adequados que permitem aos processadores armazenar e enviar o Aloe Gel sem receio de deterioração em todos os mercados do mundo. A investigação realizada em todo o mundo deixa poucas dúvidas de que certas propriedades bioquímicas do Aloe serão factos comprovados. Atributos tais como propriedades hidratantes e penetrantes são conhecidos, mas os atributos tais como as suas capacidades curativas e acção analgésica à actividade bacteriana não foram claramente definidos e documentados através de investigação e testes científicos devidamente controlados. **122**

Um estudo de 1999 colocou um paciente em terapia de aloé vera para líquen plano com envolvimento sistémico. O tratamento do paciente envolvia beber 2,0 onças de sumo de aloé vera estabilizado diariamente durante três meses com aplicação tópica adicional usando bálsamo labial de aloé vera e creme de aloé para as mãos com comichão. As lesões orais foram eliminadas no prazo de quatro semanas, embora as lesões sistémicas tenham levado mais tempo, devido em parte ao facto de o paciente ter interrompido temporariamente o curso da terapia com aloé e procurado uma fonte alternativa de tratamento. Apesar da interrupção da terapia com aloé, foi ainda alcançado um sucesso completo. Garnick et al avaliaram um gel que combinava alantoína, aloé vera, e dióxido de silício e os seus efeitos sobre as úlceras da cavidade oral. **123**

EFEITO ANTICARIOGÉNICO/ ANTIMICROBIANO DO ALOÉ BARBADENSIS

George D et al(2009)124 estudo **conduzido** para comparar a eficácia antimicrobiana do gel dental aloé vera e duas pastas de dentes comerciais populares. Os autores declararam que o aloe vera (Aloe barbadensis Miller) foi sugerido para uma variedade incrível de doenças, mas a sua utilização na medicina dentária é limitada. Este artigo analisa as utilizações da planta e descreve uma investigação in vitro que compara a eficácia antimicrobiana do gel dentário de aloé vera com dois dentifrícios populares comercialmente disponíveis. Os autores concluíram que o gel dental de aloé vera e as pastas de dentes eram igualmente eficazes contra Candida albicans, Streptococcus mutans, Lactobacillus acidophilus, Enterococcus faecalis, Prevotella intermedia, e Peptostostreptococcusanaerobius. Assim, aumenta o efeito antibacteriano contra S. mutans.

Kaur HV et al(2012)125- estudo **conduzido** sobre o efeito do gel de aloé vera entregue localmente como coadjuvante da descamação e aplainamento das raízes no tratamento da periodontite crónica. Os autores declararam que o efeito do aloé vera na redução da placa, gengivite, e periodontite foi avaliado num estudo aleatório, mono-cego e de boca bipartida. Foram incluídos no estudo vinte pacientes com periodontite crónica com bolsas periodontais de 5 mm bilateralmente, pelo menos num local. De um lado, o SRP foi feito e do lado contra-lateral, juntamente com o gel de aloé vera puro SRP, foi aplicado nas bolsas periodontais na linha de base e após 1 e 2 semanas. A profundidade das bolsas de sondagem, o índice gengival (GI; e o índice da placa (PI; foram anotados na linha de base e após 6 semanas. Os autores concluíram que houve uma melhoria significativa na profundidade da bolsa e nas leituras de IG após 6 semanas em ambos os grupos (teste t emparelhado). Ao comparar, o grupo SRP-ALOE mostrou resultados significativamente melhores do que apenas o SRP (P < 0,0001) (teste ANOVA). No PI, embora a melhoria significativa tenha ocorrido em ambos os grupos, a diferença entre os grupos não foi significativa (P > 0,1771).

Fani et al(2012)126estudo **conduzido** sobre a actividade inibitória do gel de Aloé vera em algumas bactérias cariogénicas e periodontopatológicas clinicamente isoladas. Os autores declararam que o aloé vera é uma planta medicinal com propriedades anti-inflamatórias, antimicrobianas, antidiabéticas e imuno-robáticas. No presente estudo investigámos as actividades inibitórias do gel de Aloé vera em alguns cariogénicos (Streptococcus mutans), periodontopáticos (Aggregatibacteractinomycetemcomitans, Porphyromonas-gingivalis) e um periodontopatógeno oportunista isolado de doentes com cárie dentária e doenças periodontais. Vinte isolados de cada uma destas bactérias foram investigados pela sua sensibilidade ao gel de Aloé vera usando os métodos de difusão em disco e microdiluição. S. Mutans foi a espécie mais sensível ao gel de Aloé vera com aMIC de 12,5 µg/ml, enquanto A. actinomycetemcomitans, P. gingivalis, e B. Fragilis foram menos sensíveis, com uma MIC de 25-50 µg/ml (P < 0,01). Os autores concluíram que o gel de aloé vera em concentração óptima poderia ser utilizado como anti-séptico para a prevenção de cáries dentárias e doenças periodontais.

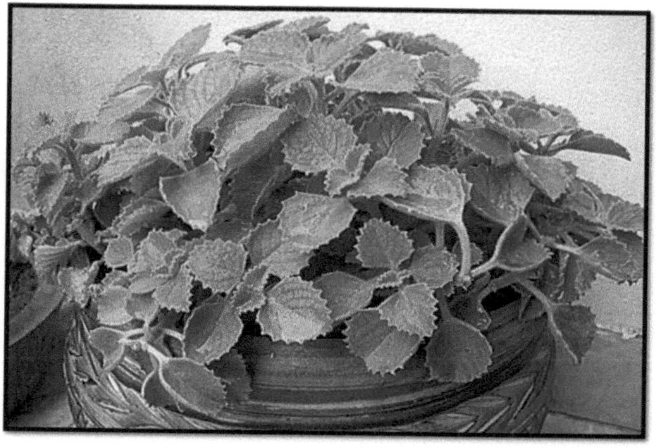

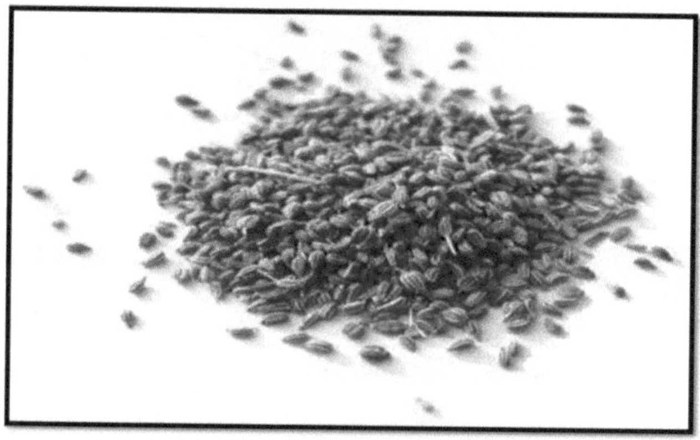

Figura 12: Planta Ajowan

AJOWAN (TRACHYSPERMUM AMMI)

WadhwaS et al(2010)127estudo **realizado** sobre a actividade antimicrobiana dos óleos essenciais de Trachyspermum Ammi. Os autores afirmaram que o uso excessivo de antibióticos seleccionou novas estirpes de patogéneos bacterianos resistentes aos próprios antibióticos utilizados para os combater. Muitas plantas têm sido utilizadas há séculos por curandeiros tradicionais e podem ter propriedades antibacterianas. Ajowan (Trachyspermumammi) é uma dessas plantas, tendo sido prescrita para doenças digestivas, respiratórias, renais, dentárias, e muitas outras doenças na medicina tradicional asiática. Os autores concluíram que o ajowan inibe o crescimento de bactérias gram-positivas e bactérias gram-negativas.

Khan R et al(2010)128 estudo **conduzido** sobre o novo composto de sementes de trachyspermumammi (ajowan caraway) com antibiograma e actividades anti-aderentes contra estreptococos mutans: um potencial agente quimioterápico contra a cárie dentária. Os autores declararam que a purificação do composto activo das sementes foi realizada por cromatografia em gel de sílica, e foram utilizados métodos espectroscópicos (FTIR, NMR e EM) para a sua identificação e determinação da estrutura. Foram analisadas as actividades de antibiofilme e antiaderência do composto activo contra S. mutans. Foi realizada uma microscopia confocal para visualizar o efeito do composto na estrutura do biofilme de S. mutans. Foi observada uma redução de cerca de 50% na aderência a 39Æ06 lg ml)1 e no biofilme a 78Æ13 lg ml)1. Foi considerado eficaz contra as células aderentes de S. mutans, reduziu a síntese de glucanos insolúveis em água e inibiu a redução do pH. A microscopia confocal revelou células dispersas na concentração sub-MIC do composto, resultando numa arquitectura de biofilme distorcida, em contraste com as células agrupadas vistas em controlo. Os autores concluíram que revelou um composto novo, um derivado do naftaleno, isolado pela primeira vez de sementes de T. ammi com actividade antibiótica contra S. mutans.

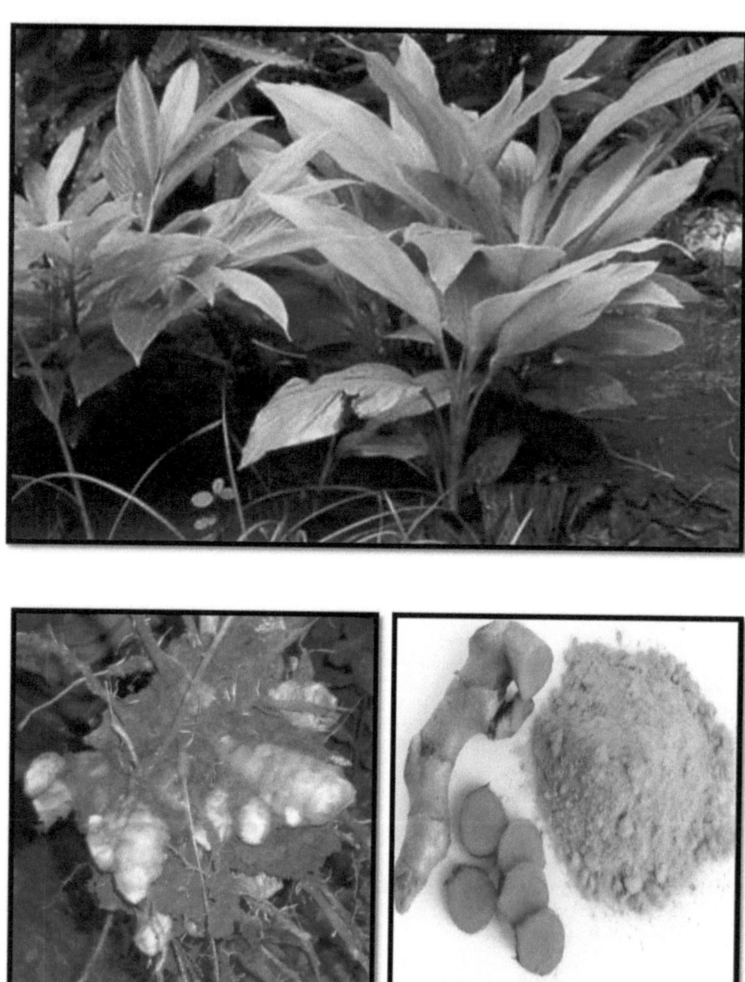

Figura 13: Planta de curcuma

AÇAFRÃO-DA-ÍNDIA (CIRCUMA LONGA)

O açafrão-da-terra é um dos grandes curandeiros do planeta. Este curandeiro não é obscurecido em alguma esoterica e não é distanciado por uma etiqueta de preço cósmico. Como é habitual nos grandes curandeiros, está muito perto de si e é de facto muito acessível, de facto, está provavelmente na sua casa neste momento, embora possa ser difícil acreditar que um item tão comum seja um dos melhores do mundo à volta das ervas aromáticas. Há pelo menos 1000 anos que a medicina chinesa utiliza o açafrão-da-terra especialmente para o Baço, Estômago e FígadoMeridianos. Utilizam-no para estimular e purificar, e como um antibiótico, anti-viral, e analgésico. Como tal, é utilizado para estimular e fortalecer o sangue e diminuir a pressão arterial, para limpar a dor abdominal e a estagnação em homens, mulheres e crianças, e para remover o Chi estagnado, a dor devida ao Chi estagnado, e o elemento vento excessivo. Devido às suas propriedades adstringentes, antibióticas e anti-inflamatórias, é excelente para os dentes, sob a forma de pasta de dentes ou simplesmente na sua comida. Tonifica as gengivas e destrói as bactérias cujos resíduos ácidos causam cáries. Para as dores de dentes ou cáries dentárias, um remédio padrão é uma pasta de curcuma e cravinho. **129**

Chaturvedi TP(2009)130 revisto sobre "utilizações do açafrão-da-índia na medicina dentária". O autor declarou que o açafrão-da-terra é utilizado há milhares de anos como corante, aromatizante e erva medicinal. Na Índia, tem sido utilizada tradicionalmente como remédio para dores de estômago e de fígado, bem como topicamente para curar feridas. A medicina indiana antiga tocou o açafrão-da-terra como uma erva com a capacidade de dar brilho e brilho à pele, bem como vigor e vitalidade a todo o corpo. O autor concluiu que o curcuma tem propriedades antimicrobianas, antioxidantes, adstringentes, e outras propriedades úteis, é bastante útil em Medicina Dentária. O autor concluiu que a utilização do açafrão-da-índia no campo dentário, juntamente com a sua utilização em problemas médicos.

Puneeta Duggal(2013)131revista sobre "a trombeta do curcuma". A autora declarou que o açafrão-da-terra foi considerado como um purificador pelos curandeiros ayurvédicos. Bem conhecido pelas suas propriedades curativas. O açafrão-da-terra é utilizado no tratamento de distúrbios digestivos, fortalecimento do antioxidante hepático, analgésico, anti-inflamatório, actividade anti-séptica, e actividade anticancerígena e nutre os tecidos corporais. O principal composto fitoquímico do curcuma é a curcumina, que é um poderoso antioxidante útil no combate ao cancro. O autor concluiu que a curcumina tem sido utilizada extensivamente na medicina ayurvédica durante séculos. A sua actividade anticancerígena é conhecida por desactivar os carcinogéneos do fumo dos cigarros e do tabaco de mascar e os testes laboratoriais revelaram que o curcuma é anti-mutagénico. Por conseguinte, inibe eficazmente a metástase das células do melanoma no cérebro.

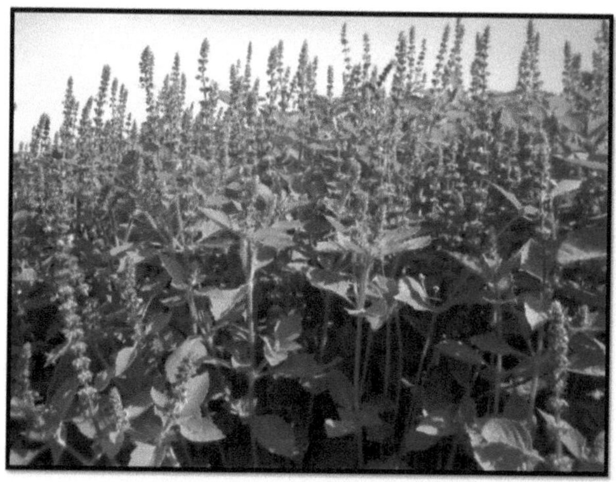

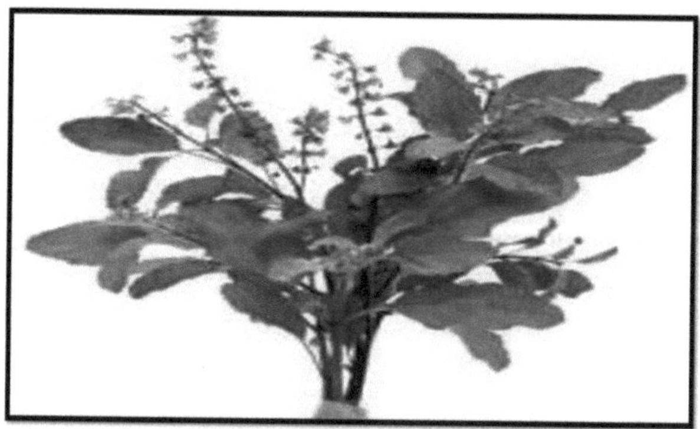

Figura 14: Planta de Tulsi

TULSI (OCIMUM SANCTUM)

Tulsi, Rainha das ervas, a lendária "incomparável" da Índia, é uma das ervas mais santas e saudáveis do oriente. O manjericão sagrado Tulsi é conhecido pela sua santidade religiosa e espiritual, bem como pelo seu importante papel nos sistemas tradicionais Ayurvédico e Unani de saúde holística e medicina herbácea do Oriente. Uma impressionante variedade de propriedades de promoção da saúde, prevenção de doenças e prolongamento da vida de Tulsi foram descritas e documentadas ao longo de cinco milénios. O Tulsi tem sido tradicionalmente empregado em centenas de formulações diferentes para o tratamento de uma vasta gama de doenças, incluindo as da boca e garganta, pulmões, coração, sangue, fígado, rim, e os sistemas digestivo, metabólico, reprodutivo e nervoso. O Tulsi é normalmente utilizado para tratar tosse, constipações e gripe, dores de cabeça e de ouvido, reumatismo e artrite, malária, febre, alergias, e várias doenças de pele, para reduzir a toxicidade de vários venenos, incluindo picadas de insectos e répteis, para expelir parasitas intestinais, repelir insectos e purificar o ar. Em geral, Tulsi é um adaptogénico de primeira linha, ajudando o corpo e a mente a adaptar-se e a lidar com uma vasta gama de stress físico, emocional, químico e infeccioso, e a restaurar funções fisiológicas e psicológicas perturbadas a um estado normal de saúde. 132

Prakash P et al (2005)133 revisto sobre os usos terapêuticos do ocimum sanctum (tulsi) com uma nota sobre o eugenol e as suas acções farmacológicas. Os autores declararam que as plantas medicinais são amplamente utilizadas pelos médicos tradicionais para a cura de várias doenças na sua prática diária. Sistemas tradicionais da medicina, diferentes partes (folhas, caule, flor, raiz, sementes e mesmo planta inteira) de ocimum sanctum Linn (Tulsi), uma pequena erva vista em toda a Índia, foram recomendados para o tratamento de bronquite, asma brônquica, malária, diarreia, disenteria, doenças de pele, artrite, doenças dolorosas dos olhos, febre crónica, picada de insecto, etc. O ocimum sanctum foi também sugerido para possuir acções antifertilidade, anticancerígena, antidiabética, antifúngica, antimicrobiana, hepatoprotectora, cardioprotectora, anti-emética, antiespasmódica, analgésica, adaptogénica e diaforética. O Eugenol - o componente activo presente no sanctum ocimum - foi considerado em grande parte responsável pelo potencial terapêutico de Tulsi. Embora devido ao seu grande potencial terapêutico e à sua ampla ocorrência na Índia, os praticantes dos sistemas tradicionais de medicina têm vindo a utilizar Ocimum sanctum L. Forcurando várias doenças, uma abordagem racional a esta prática médica tradicional com o sistema moderno de medicina não está, contudo, muito disponível. Os autores concluíram que os efeitos farmacológicos dos extractos de vapor destilado, éter de petróleo e benzeno de várias partes da planta tulsi e do sistema imunitário eugenolon, sistema reprodutivo, sistema nervoso central, sistema cardiovascular, sistema gástrico, sistema urinário e bioquímica sanguínea têm descrito o significado terapêutico da tulsi na gestão de várias doenças.

Das SK et al (2006)134 revisto em Tulsi como a central eléctrica sagrada indiana. Os autores declararam que a erva Tulsi (Ocimum sanctum) é conhecida desde o início do período védico. O seu extracto tem numerosas actividades farmacológicas como radio protector, hipoglicémico, anti-stress, analgésico, antipirético, anti-inflamatório, antiulcerogénico, imunomodulador, anti-hipertensivo, depressivo do SNC, antitumoral e antibacteriano. Os autores concluíram que os componentes activos da erva incluem óleo volátil principalmente eugenol e β-caryophyllene, flavonóides e uma série de outros componentes presentes no óleo fixo.

Bhateja S et al (2012)135 revisto sobre os benefícios terapêuticos do manjericão sagrado (Tulsi) na medicina geral e oral. Os autores afirmaram que a natureza nos concedeu uma riqueza botânica muito rica e um grande número de diversos tipos de plantas crescem em diferentes partes do país. As plantas são o recurso mais rico de medicamentos nos sistemas tradicionais de medicina, medicamentos modernos, nutracêuticos, suplementos alimentares, medicamentos populares, intermediários farmacêuticos e entidades químicas para drogas sintéticas. As plantas medicinais são uma fonte de grande valor económico em todo o mundo. Ocimum sanctum Linn (Tulsi) é uma planta bem conhecida utilizada no sistema de medicina indiano. Os autores concluíram que existe um potencial terapêutico nesta planta no tratamento de vários distúrbios orais e médicos.

Kukreja et al (2012)136 revistos em lavagens bucais à base de ervas como um presente da natureza. Os autores afirmaram que a importância da limpeza da boca e dos dentes foi reconhecida desde os primeiros dias da civilização até ao século XXI. Os pacientes e os profissionais de saúde bucal são confrontados com uma multiplicidade de produtos de lavagem bucal contendo muitos ingredientes activos e inactivos diferentes. Tomar decisões informadas quanto à adequação de um determinado produto a um determinado doente pode ser uma tarefa complexa. Embora muitos produtos ervanários populares tenham ajudado a controlar a placa dentária e a gengivite, têm sido utilizados durante pouco tempo e apenas como coadjuvante de outras medidas de higiene oral, tais como escovar e usar fio dental. Vários produtos herbáceos e os seus extractos, tais como Goiaba, Romã, Neem, Própolis, Tulsi, Chá Verde, Arando, Toranja, etc., mostraram vantagens significativas sobre os químicos. Os lavagens bucais naturais podem oferecer vantagens significativas sobre os produtos químicos. Os autores concluíram que tais elixires bucais podem ser formulados que podem ser facilmente preparados e utilizados com segurança por pessoas em casa utilizando produtos naturais, podendo levar a uma melhoria na saúde dentária geral da população.

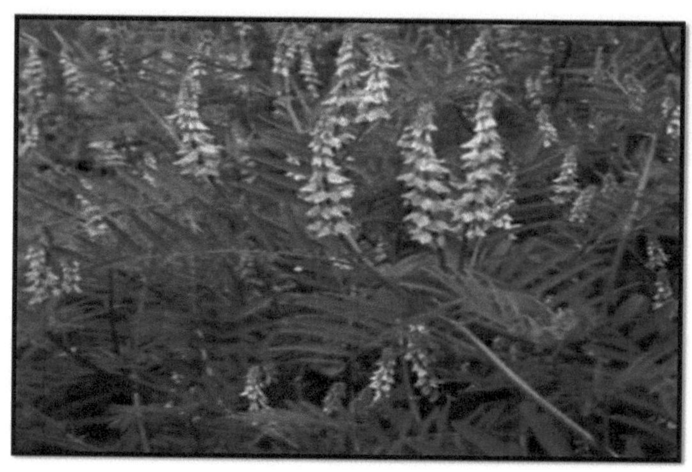

Figura 15a: Planta de alcaçuz

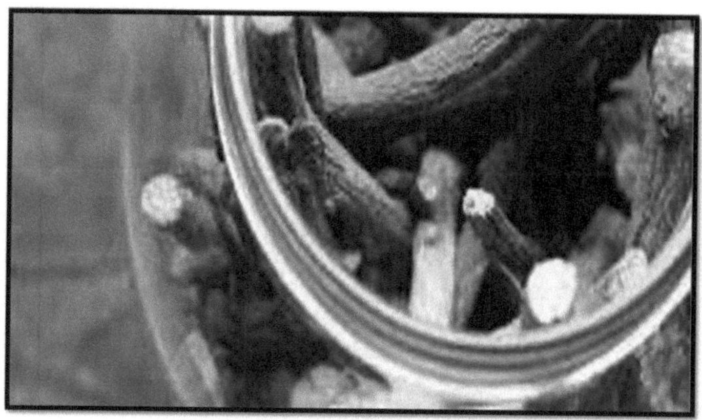

Figura 15b: Bastão de alcaçuz

ALCAÇUZ (GLYCYRRHIZA GLABRA)

Peters et al(2010)137 realizaram um estudo sobre a redução clínica de S. mutans em crianças em idade pré-escolar utilizando um novo extracto de raiz de alcaçuz Lollipop. Os autores declararam que este estudo-piloto realizou uma intervenção clínica utilizando chupa-chupas sem açúcar contendo extracto de raiz de alcaçuz. Regime: Chupa-chupas de ervas medicinais supervisionados, duas vezes por dia durante 3 semanas. Teste de anticorpos monoclonais específicos da espécie de saliva, desde que a SM conte. As crianças foram agrupadas em alto, médio e baixo risco de cárie utilizando níveis de SM de base como indicador de risco. Foram comparados os números bacterianos na linha de base, durante a intervenção, e durante 9 semanas pós-intervenção. Os níveis de SM foram analisados utilizando a modelização GEE. Os autores descobriram que as crianças de alto risco mostraram a mais acentuada diminuição precoce no log-SM médio (P<. 001). No final de um período de seguimento, o decréscimo de log-SM fez descer o grupo de alto risco para um nível de risco moderado. As crianças de alto risco mostraram um decréscimo no SM% médio não observado noutros grupos (P<. 001). O decréscimo atingiu um nadir de cerca de 22 dias após a intervenção. O uso diário de pirulito de ervas reduziu significativamente o número e a percentagem relativa de SM em crianças de alto risco. Os números de SM foram reduzidos durante 22 dias após o último pirulito, estabilizados e depois começaram a recuperar. Os autores concluíram que foi demonstrado o potencial para a simples prevenção eficaz de cáries para crianças de alto risco. Os resultados encorajadores justificam ensaios clínicos aleatórios (RCT) de raiz de alcaçuz em chupa-chupas à base de ervas ou modos alternativos de fornecimento.

NeelakantanP et al (2011)138reviewed on ethnopharmacological approach in endodontic treatment. Os autores declararam que o tratamento endodôntico ou do canal radicular envolvia a remoção de tecidos e microrganismos infectados do espaço do canal radicular para prevenir uma maior infecção dos tecidos peri-radiculares, bem como para permitir a cura desses tecidos. Este processo crítico envolve a utilização de algumas substâncias químicas para a desinfecção do espaço do canal radicular. Vários estudos demonstraram que os agentes químicos contemporâneos [tanto proteolíticos como ácidos] não conseguem uma desinfecção completa, e têm outras desvantagens como o enfraquecimento da estrutura dentária, predispondo à fractura do dente. Recentemente, tem havido uma tendência crescente para procurar remédios naturais como parte do tratamento dentário. Isto pode ser denominado como etnofarmacologia ou fitoterapia. Os autores concluíram que se concentra nos agentes herbais que têm sido avaliados em endodontia. Também analisa brevemente os agentes com potenciais aplicações na desinfecção dos canais radiculares. Estes agentes são Morindacitrofolia [Indian Noni], Terminalia chebula [Triphala], Curcuma longa [Curcuma turmeric], Glycyrrhizaglabra [Liquorice], Propolis, Melaleucaalternifolia [Tea Tree Oil] e Azadirachtaindica [Neem].

Sudarshan et al(2012)139 revisto sobre o alcaçuz em medicina e medicina dentária. Os autores afirmaram que a medicinaayurvédica é um procedimento de tratamento bem conhecido há muitos anos. Glycyrrhizaglabra também conhecido como alcaçuz, madeira doce, mulhatti, etc. Tem propriedades bem conhecidas tais como antiviral, glucocorticóide, anti-inflamatório, antioxidante, antiulcerativo, anticarcinogénico e muitas mais. As suas indicações na medicina dentária são também bem conhecidas, tais como no líquen plano oral, estomatite apthous. Esta erva foi experimentada na desordem vesicullo bullous, que não é bem reconhecida. Os autores concluíram que as propriedades, valores medicinais tais como antiviral, glicocorticóide, hipocholesterolemia, antioxidante, toxicidade, anticâncer, hepatite, úlcera gástrica, carcinoma hepatocelular e dosagem de alcaçuz é uma erva preciosa.

ACTIVIDADE ANTIBACTERIANA DA GLABRA GLICIRRIZRIZONA

Sedighinia et al (2012)140 realizaram um estudo sobre a actividade antibacteriana de Glycyrrhiza glabra contra agentes patogénicos orais. Os autores declararam que as infecções orais e a cárie dentária ainda são consideradas como graves problemas de saúde pública e infligem um fardo dispendioso aos serviços de saúde em todo o mundo e especialmente nos países em desenvolvimento. No presente estudo, avaliámos a actividade antibacteriana do Glycyrrhizaglabra (G. glabra) contra os agentes patogénicos orais através de métodos de difusão e determinámos a concentração inibitória mínima (MIC) tanto pelos métodos de diluição em caldo como em ágar e a concentração bactericida mínima (MBC) pelos métodos de diluição em caldo. Os autores descobriram que o extracto de G. Glabra mostrou uma boa actividade antibacteriana contra seis bactérias. Nenhuma estirpe neste estudo mostrou resistência contra este extracto. Os autores concluíram que G. Glabra é sugerido como um candidato adequado para nos ajudar a controlar a cárie dentária e as infecções endodônticas.

Messier C et al(2012)141reviewed on licorice and its potential beneficial effects in common oro-dental diseases. Os autores declararam que o alcaçuz, o nome dado às raízes e estolões das espécies Glycyrrhiza, tem sido utilizado desde a antiguidade como remédio herbal atradicional. O alcaçuz contém várias classes de metabolitos secundários aos quais foram associados benefícios numeroushumanos para a saúde. Muitos investigadores sugerem que o alcaçuz e os seus ingredientes bioactivos tais como glicirrizina, glabridina, licochalconeA, licoricidina, e licoriso flavan A possuem potenciais efeitos benéficos em doenças orais. Aqui os autores analisam os efeitos do alcaçuz e dos constituintes do alcaçuz, tanto nos patogénios microbianos orais como na resposta imunitária do hospedeiro envolvido em doenças orais comuns (cárie dentária, periodontite, candidíase, e úlceras afetas recorrentes). Os autores concluíram que existem potenciais efeitos benéficos do alcaçuz e dos seus constituintes para a prevenção/no tratamento de doenças orodentárias.

RADIX GLYCYRRHIZAE

Radix Glycyrrhizae consiste nas raízes secas e rizomas de Glycyrrhiza glabra. A variedade comercial, G. glabravar. typicaRegel & Herd, conhecida como alcaçuz espanhol, consiste geralmente em raízes e rizomas em pedaços quase cilíndricos, até 1 m de comprimento e 5-20 mm de diâmetro; externamente, a casca é cinzenta acastanhada a castanha-escura, enrugada longitudinalmente, contendo ocasionalmente pequenos botões escuros em rizomas ou pequenas cicatrizes radiculares circulares ou transversais nas raízes. A actividade antiulcerígena do Radix Glycyrrhizae tem sido demonstrada tanto experimentalmente como clinicamente. O alcaçuz deglicirrizado (97% da glicirrizina é removida) trata eficazmente as úlceras induzidas pelo stress em modelos animais. O mecanismo da actividade antiulcerosa envolve a aceleração da excreção da mucina através do aumento da síntese da glicoproteína na mucosa gástrica, prolongando a vida das células epiteliais, e a actividade antipepsina. Conclui-se que a radix glycyrrhizae é utilizada como demulcente no tratamento de dores de garganta, e como expectorante no tratamento de tosse e catarro brônquico. Também na profilaxia e tratamento de úlceras gástricas e duodenais, e dispepsia. Como agente anti-inflamatório no tratamento de reacções alérgicas, reumatismo e artrite, para prevenir a toxicidade hepática, e para tratar a tuberculose e a insuficiência adrenocorticoide. Como laxante, emmenagogo, contraceptivo, galactagogo, medicamento antiasmático, e agente antiviral. No tratamento de cárie dentária, cálculos renais, doenças cardíacas, "consumo", epilepsia, perda de apetite, apendicite, tonturas, tétano, difteria, mordedura de cobra e hemorróidas. 142

FOLIUM MELISSAE

Folium Melissae consiste nas folhas secas de Melissa officinalis L. Folhas ovais, corda, até cerca de 8 cm de comprimento e 5 cm de largura, com pecíolos mais ou menos compridos; lâmina fina, superfície inferior com venação visível, elevada, reticulada; margens grosseiramente dentadas ou crenadas; superfície superior verde brilhante, superfície inferior de cor mais clara. Extractos aquosos de Folium Melissae inibiram a replicação in vitro do vírus do herpes simplex tipo 2, do vírus da gripe A2 (Mannheim 57) e do vírus da vacina a uma concentração de 10%. Um tanino condensado isolado de um extracto aquoso das folhas inibiu a hemaglutinação induzida pelo vírus da doença de Newcastle ou da papeira; protegeu os ovos e as culturas de pintos da infecção pelo vírus da doença de Newcastle; e impediu a hemaglutinação pelos vírus da doença de Newcastle, papeira e vírus da influenza 1, 2 e 3, mas não pelos vírus da influenza A e B. Uma fracção de polifenol sem tanino de um extracto aquoso das folhas foi activa contra os vírus do herpes simplex e vírus da vacina em sistemas de cultura de ovos e células. Os extractos aquosos das folhas também foram reportados como tendo actividade contra o vírus Semliki Forest, vírus influenza e myxoviruses in vitro. Conclui-se que o folium melissae é oralmente como carminativo para doenças gastrointestinais, e como sedativo para o tratamento de perturbações nervosas do sono. Tratamento de amenorreia, asma, picadas de abelha, tosse, tonturas, dismenorreia, enxaquecas, taquicardia, dor de dentes, traqueiabronquite e incontinência urinária. 142

PERICARPIUM GRANATI

O Pericarpium Granati consiste no pericarpo seco do Punicagranatum. Fatias irregulares ou em forma de cabaça, quebradiça, de tamanho variável, de 1,5-3,0 mm de espessura. A superfície exterior é castanha-avermelhada, amarelo-acastanhada ou castanha-escura; um pouco lustrosa, áspera, com numerosas protuberâncias verrugosas. Alguns com cálice tubular persistente cultivado e um pedúnculo robusto e curto ou a sua cicatriz, amarelo interior ou castanho-avermelhado, com restos reticulados em relevo do pedúnculo. A administração intragástrica de um extracto aquoso (5 ml/kg pb) ou de uma fracção não especificada contendo proteínas (50 mg/kg pb) dos torres de drogas brutas impediu a ulceração gástrica induzida por ácido clorídrico e etanol. Os efeitos gastroprotectores do ácido tânico e do extracto aquoso do fármaco bruto contra danos induzidos pelo etanol foram investigados em ratos. A administração oral do extracto ou do ácido tânico induziu uma diminuição significativa das lesões gástricas (48-76%). A protecção observada foi mais pronunciada quando a solução de teste foi administrada ao mesmo tempo que o etanol. O conteúdo ácido do estômago foi aumentado em 368% após a administração do extracto de etanol. conclui-se que oralmente para o tratamento de diarreia crónica, disenteria, gengivite e parasitas intestinais. Tratamento de bronquite, febre, doenças gastrointestinais, menorragia, infecções do tracto respiratório, erupções cutâneas, infecções vaginais e vermes. 142

HERBA POLYGONI AVICULARIS

Herba Polygoni avicularis consiste no conjunto ou em partes aéreas secas e cortadas de Polygonum aviculare L. Caules inteiros ou cortados de folhas até 40 cm de comprimento. Caules de 0,5-2 mm de espessura, ramificados, com nós, cilíndricos ou ligeiramente angulares e estriados longitudinalmente; folhas inteiras sésseis ou em breve petioladas, glabros. As folhas diferem amplamente em forma e tamanho: largas-elípticas, oblongas, obovadas, lanceoladas ou quase lineares, até 3 cm de comprimento e 1 cm de largura. As estípulas tipo bainha são laceradas e prateadas. Um extracto aquoso de Herba Polygoni avicularis seco no forno (a uma concentração de 0,25 mg/ml) inibiu o factor de activação plaquetária na cultura celular e a exocitose neutrofílica induzida pelo factor de activação plaquetária. Estas descobertas podem sugerir um mecanismo para a acção anti-inflamatória da planta. Em farmacologia clínica A eficácia de um extracto natural de Polygonum aviculare foi avaliada em 60 estudantes (18-25 anos de idade). Durante um período de 2 semanas, utilizaram o extracto (1 mg/ml) numa lavagem oral duas vezes por dia. O Índice da Placa de O'Leary e o Índice de Loe e Silness Gingivitis foram registados na linha de base em todos os sujeitos. O resultado mostrou que o extracto diminuiu a gengivite a partir do dia 0. Os investigadores concluíram que o extracto sob a forma de enxaguamento oral pode ser incluído na terapia de apoio à gengivite. Assim, conclui-se que a herba polygoni avicluris é amplamente utilizada para o tratamento de suporte da gengivite. A herba polygoni avicularis é também utilizada para o alívio dos sintomas da tosse e do frio. A planta é bem conhecida na medicina chinesa onde é utilizada para o tratamento de infecções urinárias com micção dolorosa difícil, como remédio para hemorragias menstruais fortes, para disenteria, picadas de cobra, eczema e prurido vulvar. Herba Polygoni avicularis tem sido utilizado para baixar a pressão arterial, e como agente hemostático, anti-reumático, antipirético e hipoglicémico. É também utilizado para o tratamento do desconforto intestinal, para passar pedras nos rins, para tratar varizes, como colagogo e emmenagogo. 142

Cuidados de saúde promocionais e preventivos

A medicina ayurvédica é promocional e preventiva na sua abordagem. É um sistema abrangente de medicina curativa para o tratamento dos doentes e adapta uma abordagem holística única. 15

A Ayurveda utiliza uma definição em quatro dimensões de "Saúde". O antigo cirurgião indiano, Sushruta, define saúde como "Svasthya" um estado quando um indivíduo se encontra num estado de equilíbrio dos três doshas, os 13 agnis, os sete dhatus e as malas, ou seja, está num estado de equilíbrio biológico total para além de estar em estados sensoriais, mentais, emocionais e espirituais (rasanna) equilibrados. 15

O verso em sânscrito vai assim,

SamadoshaSamagnishchaSamadhatuMalakriyaha,

PrasannatmendriyaManahaSwasthyayithyabhidheyata.

Saúde para ser um equilíbrio/equilíbrio de todos os componentes da saúde via, dosha, agni, dhatu, mala, atma, indriya e manaha. 15

A Ayurveda recomenda um regime abrangente para a preservação da saúde como um código de conduta sanitária, a saber, svasthavrtta. Inclui o código de conduta diária de saúde (dinacarya), conduta para a noite (ratricarya) e conduta em relação a várias estações (rtucarya). Foram descritos detalhes sobre estilo de vida, dieta, exercício, higiene pessoal e social (sadvrtta). Está disponível informação extensiva sobre nutrição e dietética. Papéis de medidas periódicas, biológicas, puricatórias, ou seja, panchakarma e o consumo de remédios restauradores chamados rasayana para a promoção da saúde, longevidade e imunidade, ou seja, Vyadhiksamatva que têm sido mencionados na literatura ayurvédica. 15

Os textos ayurvédicos descreveram vividamente o factor de imunidade em termos de vyadhiksamatva, que é considerado como o poder biológico natural ou adquirido de um indivíduo, que o protege contra a doença. Este poder defensivo é atribuído à presença de um factor biológico chamado ojas. Ayurveda também descreve uma série de métodos para promover os ojas e vyadhiksamatva. Todo o rasayanatantra da Ayurveda está intimamente relacionado com este contexto. 15

Por outro lado, a Ayurveda também concebe a ideia de alergia e intolerância causadas por uma variedade de materiais endógenos ou exógenos indesejados. Os conceitos de dusivisa e amavisa são muito interessantes. Ama é o indesejado colectivo por produto da digestão e metabolismo, que é retido no corpo e actua como um antigénio endógeno. Do mesmo modo, há possibilidades de que certos materiais venenosos ingeridos por um indivíduo possam ser retidos no corpo, conduzindo a manifestações alérgicas crónicas chamadas Dusivisa. 15

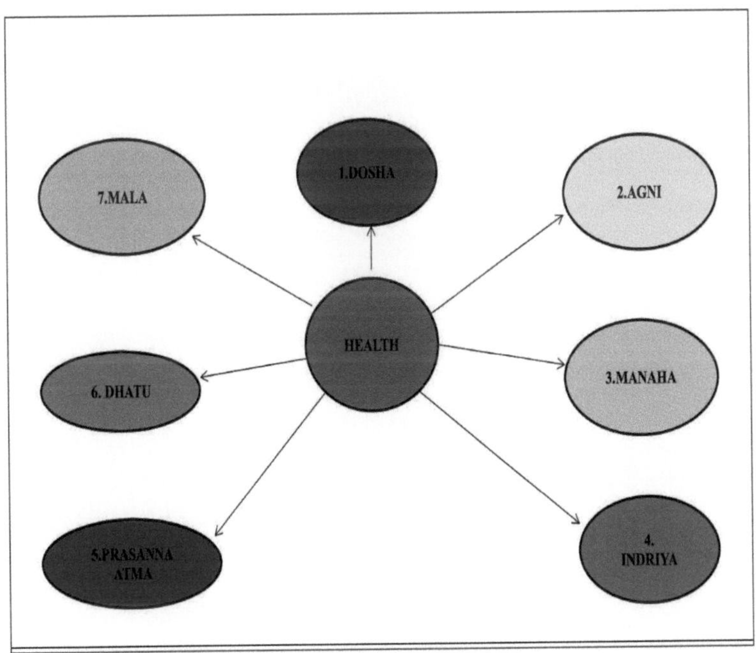

Figura 16: Os Sete Componentes da Saúde

Doshas are- Vaat, Pitta, Kapha

AGNI are-Jatharangi (fogo digestivo), Dhatvagnis (ajudar a absorver nutrientes e transformar em tecido), Bhutagnis (digerir cinco elementos ou panchmahabhuts presentes nos alimentos).

DHATUS são - Rasa (plasma), Rakta (sangue), Mamsa (músculo), Meda (adipose), Asthi (osso), Majja (medula), Shukra (tecido reprodutivo).

MALAS são: Purish(stool), Mutra(urina), e Sweda(suor). MALAS são as substâncias ou resíduos a serem expulsos do corpo. Na realidade, são formados por produtos resultantes de várias actividades fisiológicas que ocorrem no corpo.

Processo de doença na Ayurveda15

Primeira fase: Acumulação (Sanchaya)

Segunda fase: Agravamento

Etapa Três: Divulgação

Etapa Quatro: Aumento (Samshraya)

Etapa Cinco: Manifestação do sintoma

Etapa Seis: Complicações / Diferenciação (Bhedaj)

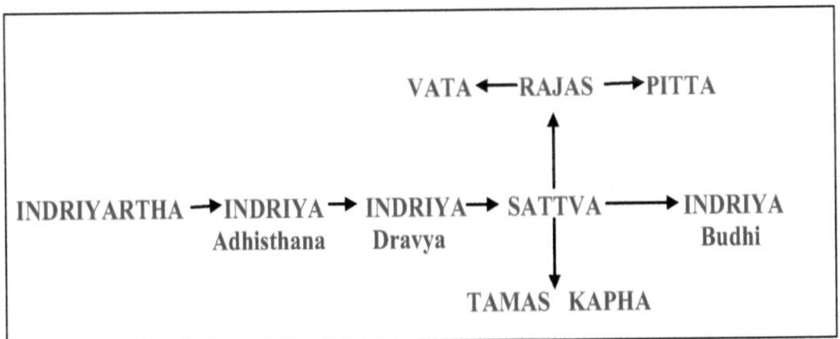

Figura 17: Processo de Doença na Ayurveda

PREVENÇÃO DE DOENÇAS

Indulgência na alimentação adequada, actividade diária, cautela nos assuntos quotidianos com ponderação cuidadosa dos prós e dos contras, não ficar demasiado absorto nos prazeres sensoriais, dar donativos aos necessitados, tratar todos os seres vivos igualmente (com compaixão), seguir o caminho da verdade, perdoar os erros dos outros e fazer companhia aos homens de bem, os homens instruídos são todos factores que ajudam uma pessoa a viver uma vida sem doenças. 15

Aconselha-se um indivíduo a não suprimir os 14 impulsos naturais, a saber

1. Flatus

2. Fezes

3. Urina

4. Belching

5. Espirrar

6. Sede

7. Fome

8. Dormir

9. Tosse

10. Respiração após esforço

11. Bocejo

12. Lágrimas

13. Vómito

14. Sémen

TERAPIAS DE PURIFICAÇÃO

Ayurveda descreve várias terapias de purificação como o panchkarma, que são necessárias para a saúde. 15

Inclui também o código diário de conduta de saúde (Dinacharya), conduta para a noite (ratricharya) e conduta em relação a várias estações do ano (rtucharya). 15

Dinacharya (regime diário)

1) Prataruthana (hora de acordar pela manhã): Brahmamuhurtha (3 a.m - 6 a.m)

2) Malotsarga: esvaziamento da bexiga e dos intestinos.

3) Meditar durante meia hora e fazer exercícios de yoga.

4) Dantadhavana (cuidado dos dentes): Tomar medicamentos com sabor adstringente, amargo e pungente: galhos de raízes (ramos de vata, asana

khadira, karanja, kavira, saraja, apamarga, malati, nimba, pó de catechu, sal grosso, pimenta preta, pimenta longa, cânfora, curcuma, margosabark com mel, cravinho, Triphala, Trikatu, Trijatakakhusta misturado com mel.

5) Língua: Limpada confortavelmente raspando da raiz da língua até à ponta com um raspador de língua (de folha de ouro, madeira, etc.).

6) Gandoosha (elixir bucal): Manter a boca (óleo de sésamo) ou medicamentos, água quente, etc.

7) Kavalagraha: decocção de khadira, irimeda, ghee, água morna, etc., inchada na boca depois de   lling a 1/2,3/4, etc.

8) Pranama (obeis)-Deus(s), os anciãos devem ser venerados.

9) Prayogikadhuma (inalação de fumo): Cigarros feitos de ervas medicinais como Harenu, Priyangu, Keshar, Sândalo, Folha de Canela, Cardamomo, Alcaçuz, Guggulu, Agaru, Udumbara, Ashwatha, Plaksha, Lodhra, Vateriaindica, Lotus, Pinnusroxbughi, Sailaki.

10)   Cuidados com o rosto: Lavar com água fria, pasta medicada de pó de Chebulicmyribalan (Haritaki), Sândalo e leite a aplicar no rosto, guardado durante dez minutos e lavado. Óleos de ervas também utilizados.

11)   Anjana (cuidado dos olhos): colírio ou kajol de decocção de amora, triphala, alcaçuz, sulfureto de antimónio a aplicar diariamente nos olhos para uma boa visão nítida, beleza e tensão reduzida. O quadro 1 mostra as correlações entre dois remédios.

12)   Nasya (cuidado do nariz): Óleo medicado (Anuthaila, óleo de gergelim, Ghee) instilado no nariz. Pratimarshanasya melhora a eficácia dos órgãos sensoriais e do cérebro, fortalece a voz, previne doenças da cabeça e do pescoço.

13)   Exercícios: São recomendados exercícios ligeiros regulares para dar forma, aumentar a força muscular e a resistência, melhorar o apetite e ajudar a resistir ao esforço, fadiga, alterações climáticas e flutuações de

temperatura. Tomar em consideração factores como idade, força, condição física, tempo, estação do ano, dieta.

14)   Banho: Banho de água quente após massagem com óleo e exercício adequado.

15) Descanso e sono: Meditar e examinar criticamente uma conduta e dormir durante 6-7 horas por dia.

Princípios do tratamento ayurvédico

Os médicos ayurvédicos reconhecem dois conjuntos diferentes de princípios no domínio da terapêutica prática, que podem ser afirmados nos termos dos médicos alopáticos como leis de semelhantes e contrários. 15

A CURA E A SUA ABORDAGEM

O objectivo do tratamento curativo na Ayurveda é restabelecer o equilíbrio dos doshas (dhatusamya). Como a doença não é mais do que um estado de desequilíbrio ou uma perda de equilíbrio dos doshas, a tentativa terapêutica de restabelecer o equilíbrio é feita por:15

1) Reforçar os doshas enfraquecidos,

2) Diminuir o aumento de doshas e

3) Manter os níveis normais de doshas.

Isto é conseguido através da ingestão de dietas e drogas apropriadas e da participação em actividades extraídas da Natureza sobre os princípios do samanya e visesa (homólogo vs heterólogo). Um material semelhante ou homólogo recebido do exterior enriquece o semelhante no corpo e um material dissimilar ou heterólogo esgota o seu homólogo no corpo. É a base fundamental de todas as acções - naturais ou artificiais, na Ayurveda. 15

Rtucharya ou o regime de vida em diferentes épocas foi descrito em pormenor em todos os clássicos ayurvédicos. Postula-se que se um indivíduo seguir o rtucarya prescrito, pode adoptar e superar as tensões das variações sazonais e, como tal, não pode sofrer de problemas de saúde normalmente produzidos pelo kala-parinama. 15

Além do modo de vida prescrito, dietética e exercício físico, a Ayurveda também defende o uso adequado de remédios rasayana e vajikarana como agentes restauradores para a promoção da saúde e prevenção de doenças. 15

Rasayana é uma das oito especialidades clínicas da Ayurveda clássica. Rasayana não é uma terapia medicamentosa mas sim um procedimento especializado praticado sob a forma de receitas de rejuvenescimento, regime alimentar e conduta e comportamento especial de promoção da saúde, ou seja, acararasayana. A base focal da rasayana é uma nutrição acelerada e apropriada que conduz a uma melhor competência biológica do organismo. 15

O próprio significado da palavra rasayana (rasa + ayana) refere-se à nutrição e ao seu transporte no corpo. Tal estado de nutrição melhorada é alegadamente conducente a uma série de tributos secundários como a prevenção do envelhecimento e longevidade, imunidade contra doenças, competência mental, aumento da vitalidade e lustre do corpo. 15

1)	Um agente rasayana promove a nutrição através de uma das três seguintes modalidades: 1) Por enriquecimento directo da qualidade nutricional da rasa (posakarasa), ou seja, o plasma nutritivo. Quando administrados, são adicionados directamente ao conjunto da nutrição e, por sua vez, ajudam a melhorar a nutrição dos tecidos, conduzindo a efeitos subsequentes da rasayana. Satavari, dugdha, ghrta são alguns dos exemplos de rasayana actuando ao nível da rasa.

2)	Promovendo a nutrição através da melhoria do agnivyapara, ou seja, a digestão e o metabolismo ao 1 nível do dhatus. Bhallataka e pippali são exemplos de rasayana actuando ao nível do agni. Muitos destes rasayanaact indirectamente como anabolisadores.

3)	Ao promover a competência dos srotas, ou seja, os canais microcirculatórios no corpo levando a uma melhor biodisponibilidade dos nutrientes para os tecidos e a uma melhor perfusão dos tecidos. A guggulurasayana mencionada com prioridade por Sarangadhara é um exemplo de rasayana eficaz ao nível dos srotas. 15

A)   De acordo com o seu âmbito de utilização:

1) Kamyarasayana (promotora da saúde normal):

    Pranakamya (promotor de vida, vitalidade e longevidade)

    Medhakamya (promotor do intelecto)

    Srikamya (promotor de tez e lustre)

2) Naimittikarasayana (promotor de vitalidade específica em doenças específicas)

B)   De acordo com o método de utilização:

1) Vatatapikarasayana (regime de exterior)

2) Kutipravesikarasayana (regime de interior)

C)   De acordo com o conteúdo de rasayana:

1) Ausadharasayana (droga rasayana)

2) Ajasrikarasayana (rasayana dietética)

3) Acararasayana (conduzir rasayana).

Muitos factores são responsáveis pelo modo de acção de substâncias diferentes15

1. A substância em toto.

2. Seis sabores (doce, azedo, salgado, amargo, adstringente, pungente) RASA.

3. Vinte Qualidades - GUNAS - Forte = 10 e Fraco = 10.

4. Duas potências - VIRYA.

5. Três gostos após a digestão - VIPAKA.

6. Alguns efeitos especiais - PRABHAVA.

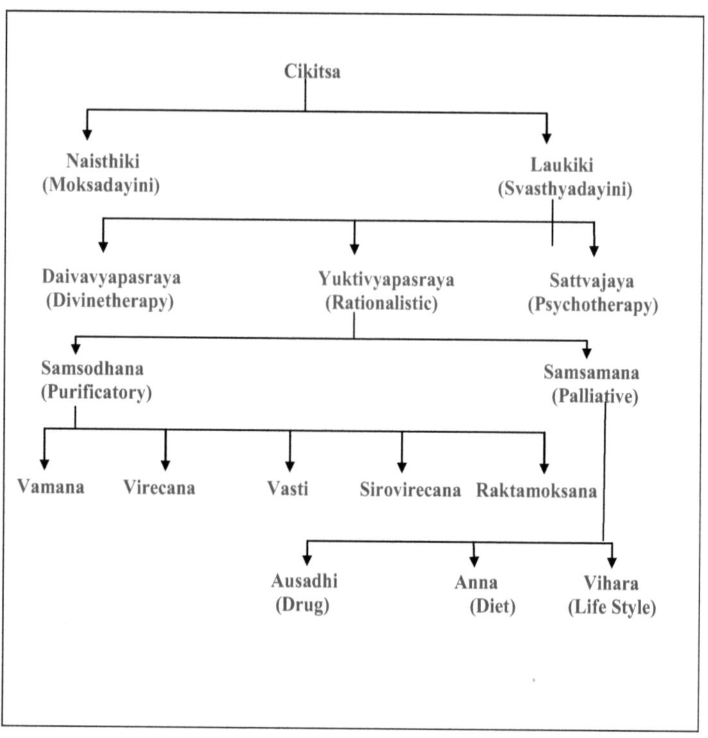

Figura 18: Modalidades Terapêuticas na Ayurveda

Resumo

As ervas são geralmente seguras se usadas com o conhecimento adequado, mas podem ser prejudiciais se usadas indevidamente. Estudos in vitro indicam que muitas fórmulas botânicas asiáticas, incluindo os seus compostos individuais de ervas e constituintes químicos, exibem propriedades antibacterianas e antifúngicas, o que pode atrasar significativamente o desenvolvimento da placa, cálculo e cáries. Embora as actividades anticariogénicas e anticalculus para algumas destas substâncias tenham sido demonstradas em modelos animais. No entanto, os resultados dos ensaios clínicos em humanos têm sido inconclusivos. Por conseguinte, as ervas devem ser utilizadas para procedimentos de tratamento que tenham sido estabelecidos para serem eficazes e com o mínimo risco envolvido.

Estudos in vitro sugerem que uma variedade de botânicos comummente utilizados na medicina tradicional indiana têm potencial para serem utilizados como agentes de prevenção de cáries e doenças periodontais. Os extractos de ervas têm sido utilizados com sucesso na medicina dentária como agentes de limpeza dentária e antimicrobianos de placa bacteriana. Os fitoquímicos naturais podem constituir uma alternativa eficaz aos antibióticos e representar uma abordagem promissora na prevenção e estratégias terapêuticas da cárie dentária e de outras infecções orais.

Para resumir, ainda que nem todos os costumes tradicionais tenham sido validados significativamente, não precisam de ser sumariamente descartados como charlatães. Os defensores tanto da medicina moderna como da tradicional precisam de abandonar crenças antigas e aceitar provas existentes antes que tais práticas possam ser verdadeiramente integradas na medicina dentária dos dias de hoje. Dada a enormidade dos problemas de saúde enfrentados por países com grandes populações, pode ser prático conceber sistemas de prestação de cuidados de saúde oral que mantenham técnicas tradicionais eficazes. No entanto, são necessários ensaios clínicos bem controlados para validar a utilização destas estratégias terapêuticas tradicionais.

MESWAK - Contém substâncias que possuem propriedades inibidoras da placa bacteriana e antibacterianas contra vários tipos de bactérias cariogénicas que são frequentemente encontradas na cavidade oral.

NEEM - Neemmouth rinse é altamente eficaz e pode ser utilizado como terapia alternativa no tratamento de doenças periodontais.

MANGO - Desempenha um papel eficiente na gestão de pacientes com periodontite.

EQUIPA VERDE - É benéfica para a saúde dentária uma vez que impede a adesão de Streptococcus mutans, Porphyromonasgingivalis, e Streptococcus sobrinus.

ALOE VERA - Gel de Aloé vera em concentrações óptimas em pastas de dentes ou lavagens bucais pode ser útil para a prevenção de cárie dentária e doenças periodontais.

AJOWAN - Reduz significativamente as propriedades anticariogénicas de S. Mutans, a sua aderência bem como a formação de biofilme, a síntese insolúvel de glucano por GTF e a hidrofobicitude possui um poderoso potencial anticariogénico.

CLOVE - Tem o potencial de propriedades indutoras de placa de *S. mutansATCC* 25175 ao afectar a adesão celular, a hidrofobicidade da superfície celular e as actividades GTF e, subsequentemente, afectar as propriedades indutoras de cárie da bactéria.

HARITAKI - Possui efeito antibacteriano sobre as bactérias salivares que é um pré-requisito essencial para uma bochecha ideal.

LICORICE - Extractos de alcaçuz e componentes de alcaçuz incorporados em produtos de higiene oral tais como colutório, pasta de dentes, gel e pastilha elástica validam os efeitos benéficos em úlceras afetas recorrentes, candidíase oral, estomatite dentária, doenças periodontais que incluem gengivite e periodontite e cárie dentária.

PROPOLIS - A própolis tem sido utilizada para o tratamento de úlceras aftosas, candidíase, gengivite necrosante aguda (ANUG), gengivite, periodontite e pulpite.

TRIPHALA - Triphala tem uma boa propriedade antibacteriana que cura a doença periodontal sem quaisquer efeitos secundários ou toxicidade.

PUNICA GRANATUM - Possui actividade antimicrobiana contra bactérias e fungos devido à presença de taninos hidrolisáveis e polifenóis especificamente ácido gálico em extractos de romã.

TULSI - Tulsi pode actuar como inibidor do COX-2, tendo assim um efeito significativo na dor de dentes, Perturbações Periodontais, Candidíase, Líquen plano, Leucoplasia e Fibrose Submucosa Oral, Pênfigo, Ulcerações Apthous.

TURMÉRICA - O curcuma possui actividade antioxidante, analgésica, anti-inflamatória, antifúngica, anti-séptica e anticarcinogénica.

Referências

1. **K. Parque**. O livro de medicina preventiva e social de Park. 21ª edição. Publicação Banarsidas Bhanot; 2011.

2. **Lawrence, Felicity** - Massagem Aromática Indiana na Cabeça. *Journal of NAHA Aromatherapy* 2004; 13(2): 1- 10.

3. **Mishra LC, Sing BB, Dagenasis S.** Ayurveda: Uma perspectiva histórica. Princípios do sistema tradicional de cuidados de saúde da Índia. *Terapias Alternativas* 2001; 7 :36- 42.

4. **V. Narayanaswamy.** Origem e Desenvolvimento da Ayurveda. *Ancient Science of Life1981* ; 1 (1): 1- 7.

5. **Nidhi Thakur, Anajana Bagewadi, Vaishali Keluskar.** Odontologia Holística: Abordagens naturais à saúde oral. *Journal of International Oral Health* 2011; 3(2): 9- 12.

6. História e Origem da Medicina Ayurvédica. Disponível a partir de: URL: http://www.painstudy.com/AyurvedicHerb/index.html. Último acesso em 10/3/2014.

7. História da Ayurveda. Disponível a partir de: URL: http://www.shanthiayurveda.com/history-of-ayurveda.html. Último acesso em 5/3/2014.

8. Árvore genealógica da Ayurveda. Disponível em: URL:http://www.pediatriconcall.com/forpatients/AlternativeMedicines/ayurveda.html. Último acesso em 5/3/2014.

9. Sobre a Ayurveda. Disponível a partir de : URL: http://casc.uchc.edu/ayurveda. Último acesso em 8/3/2014.

10. Fundações ayurvédicas. Disponível a partir de: URL: http://www.ayur.com/about.html#origin. Último acesso em 15/3/2014.

11. **Vasant Lad.** Ayurveda : Uma Breve Introdução e Guia. Lotus Press 1984.

12. Ayurveda : a Ciência da Saúde Tradicional da Índia. Disponível no URL: http//www.ayurvedahimachal.com.

13. **SumanShraddha e NirmalaUpadhyayPlants** com propriedades medicinais ayurvédicas na área florestal do kuwana, Distrito de Gonad, Uttarpradesh. *Etnobotânica e Plantas Medicinais* 2009: 683- 686.

14. **Dr.DeshBandhuBajpai**. Ayurveda: Classificação e Agrupamento de Doenças   2007.   Disponível   no   URL: http://www.slideshare,net/drdbbajpai/ayurveda-classification-and-grouping-of-diseases.

15. **SunithaAmruthesh**. Odontologia e Ayurveda -III . *Indian Journal of dental research* 2007; 18(3): 112- 119.

16. **Ismail Abbas Darout**. Mishwak como uma alternativa à escova de dentes moderna na prevenção de doenças orais.

17. **Mohamed A. Eid, Hassan A. Sehm, Abdullah R. Al-Shammery**. A relação entre os bastões de mastigação (Miswak) e a saúde periodontal. Parte I. Revisão da literatura e perfil dos sujeitos. *Quintessence International* 1990;21(11):913-917.

18. **Mohamed A. Eid, Hassan A. Sehm, Abdullah R. Al-Shammery**. A relação entre mastigar stieks (Miswak) e a saúde periodontal. III. Relação com a recessão gengival. *Quintessence International* 1991;22(1):61-64.

19.   **Al-BagiehNH ,Idowu A, Salako NO** .Efeito do extracto aquoso de despertado no crescimento in vitro de Candida albicans. *Microbios.* 1994;80(323):107-13.

20.   **M.I. Sulaiman, T,L. Al-Khateeb, A.A. Al-Mazraoo**. Os efeitos analgésicos do mau-despertar. *Saudi Dental Journal1996*;8(3):140-144.

21.   **Raed I. Al Sadhan, Khalid Almas.** Miswak (bastão mastigador): uma herança cultural e científica. *Saudi Dental Journal* 1999;11(2):80-88.

22.   **Almas K**. Os efeitos antimicrobianos dos extractos de bastões mastigadores de Azadirachtaindica (Neem) e Salvadorapersica (Arak). *Revista Indiana de Investigação Dentária*. 1999 ;10(1): 23-6.

23.   **K. Almas**. Os efeitos antimicrobianos de sete tipos diferentes de paus de mastigar asiáticos. *Odonto- StomatologieTropicale* 2001;96:17-20.

24.   **C. D. Wu, I. A. Darout, N. Skaug**. Palitos de mastigação: escovas de dentes naturais intemporais para limpeza oral. *Journal of Periodontal Research* 2001; <u>36(5):</u>275-284.

25.   **Khalid Almas**. O efeito da clorexidina e do extracto de meswak na dentina humana: Um estudo SEM. *The Journal of Comtemporary Dental Practice* 2002;3(3):1-9.

26.   **Meshari Al-Otaibi; Al-Harthy, Mohammed; Söder, Birgitta; Gustafsson, Anders; Angmar-Månsson, Birgit.** Efeito Comparativo da Mastigação de Palitos e Escova de Dentes na Remoção de Placas e Saúde Gengival. *Saúde Oral e Medicina Dentária Preventiva* . 2003;1(4):301-307.

27.   **Khalid Almas**. O efeito Antimicrobiano Imediato de uma Escova de Dentes e Despertar de Bactérias Cariogénicas: Um Estudo Clínico. *The Journal of Comtemporary Dental Practice* 2004;5(1):1-9.

28. **Al-Otaibi M , Al-Harthy M, Gustafsson A, Johansson A, Claesson R, Angmar-Månsson B**. Microbiota de placa subgengival na Arábia Saudita após utilização de bastão de mastigação e escova de dentes miswak. *Journal of Clinical Periodontology*. 2004;31(12):1048-53.

29. **Darmani H, Nusayr T, Al-Hiyasat AS**. Efeitos dos extractos de miswak e derum na proliferação de fibroblastos Balb/C 3T3 e viabilidade das bactérias cariogénicas. *International Journal of Dental Hygiene* 2006;4(2):62-66.

30. **Hamid Reza Poureslami, Abbas Makarem, FarazMojab**. Efeitos Paraclínicos do Extracto de Miswak na Placa Dentária. *Dental Research Journal* 2007; 4(2):106-110.

31. **Nawal A. K. Al-sabawi, Abdul-Khalik K. Al, Sheikh Abdal, Mahmoud Y. Taha**. A actividade antimicrobiana da solução de salvadorapersica (miswak-siwak) como irrigante de canais radiculares (um estudo comparativo). *Journal of Pure and allied Sciences* 2007;4(3):69-91.

32. **Firas A. Al-bayati, Khudir D. sulaiman**. In Vitro Antimicrobial Activity of Salvadorapersica L. Extracts Against Some Isolated Oral Pathogens in Iraq. Turk J Biol 2008;32: 57-62.

33. **A Hooda, M Rathee, J Singh**. Mastigar paus na Era da Escova dos Dentes: Uma revisão. *The Internet Journal of Family Practice*.2009;9(2):1-10.

34. **S. Muhammad e M. T. Lawal**. Higiene oral e a utilização de plantas. *Investigação Científica e Ensaios* 2010;5(14):1788-1795.

35. **Mohammad Yaheya Ismail, Nagwa M. Assem, Mohammad Zakriya.** Botanicals Promoting Oral and Dental Hygiene: Uma Revisão. *Research*

Journal of Pharmaceutical, Biological and Chemical Sciences. 2010;1(2):202-206.

36. **Padma K. Bhat, Amit Kumar e SoumikSarkar.** Um estudo clínico comparativo para avaliar o efeito antimicrobiano imediato de Miswak e Toothbrush em Bactérias Cariogénicas. *World Applied Sciences Journal* 2011;15 (6): 899-903.

37. **Aruna M Devi, PoojaHampannavar, Radha G, Sushi Kadanakuppe, Nagashree SR, Vinod A Kumar.** Comparando a Eficácia da Remoção de Placas entre *Salvadorapersica*(Miswak) e Escova Manual de Dentes em Crianças Escolares dos 12 aos 15 Anos. *World Journal of Dentistry* 2011;2(1):29-33.

38. **Jamal Akhtar, Khalid M. Siddique, e MohdMujeeb.** Uma revisão sobre investigações fitoquímicas e farmacológicas de miswak (*SalvadorapersicaLinn*). *Journal of PharmacyBioallied Science* 2011;3(1): 113-117.

39. **PoonamShingare e VishwasChaugule.** Avaliação comparativa da actividade antimicrobiana de miswak, própolis, hipoclorito de sódio e salina como irrigantes de canais radiculares por cultivos microbianos e quantificação em dentes primários cronicamente expostos. *GERMES* 2011; 1(1): 12-21.

40. **HananBalto, BasmaGhandourah, e Hala Al-Sulaiman.** A eficácia do *Salvadorapersicaextract* na eliminação da camada de esfregaço intracanal: Um estudo SEM. *The Saudi Dental Journal* 2012; 24(2):71-77.

41. **Hilal Ahmad e NizarAhamed.** Propriedades terapêuticas dos bastões de mastigar meswak: Uma revisão. *African Journal of Biotechnology* 2012;11(83):14850-14857.

42. **Hassan SulimanHalawany**. Uma revisão sobre o miswak (*Salvadorapersica*) e o seu efeito em vários aspectos da saúde oral. *Saudi Dental Journal* 2012; 24(2):63-69.

43. **Wafa K. M. Talha, ManalElsaid, Ola M. Omar e Somaiya A. Eissa**. The Effect of Miswak and Fluoride Toothpaste on Dental Plaque, A Comparative Clinical and Microbiological Study. *Natureza e Ciência* 2013;11(9):1-7.

44. **R.L. Bhardwaj**. Valores Medicinais do Neem. *Anatomia Veterinária e Histologia.*

45. **Vanka A , Tandon S, Rao SR, Udupa N, Ramkumar P.** O efeito da lavagem da boca indígena NeemAzadirachtaindica [correcção de (Adirachtaindica)] sobre o crescimento de Streptococcus mutans e lactobacilos. *Jornal Indiano de Investigação Dentária.* 2001;12(3):133-144.

46. **KausikBiswas, IshitaChattopadhyay, Ranajit K. Banerjee e UdayBandyopadhyay**. Actividades biológicas e propriedades medicinais do neem (Azadirachtaindica). *Current Science* 2002; 82(11):1336- 1345.

47. **PaiMR ,Acharya LD, Udupa N.** Avaliação da actividade antiplaque do gel de extracto de folha de Azadirachtaindica - Um estudo clínico de 6 semanas. *Journal of Ethnopharmacol2004*; 90(1): 99-103.

48. **Charmaine Lloyd AC, Menon T, Umamaheshwari K.** Anticandidato à actividade da Azadirachtaindica. *Indian Journal of Pharmacology* 2005; 37(6):386-389.

49. **Girish K., ShankaraBhat S.** Neem - A Green Treasure. Electronic Journal of Biology, 2008; 4(3):102-111Sharma Pankaj, TomarLokeshwar, BachwaniMukesh, Bansal Vishnu. Revisão sobre

neem (azadirachtaindica): mil problemas uma solução. *International Research Journal of Pharmacy* 2011;2(12):97-102.

50. **Marco Antonio Botelho, RinaldoAraujo dos Santos, José Galberto Martins, Cintia Oliveira Carvalho, Mabel Calina Paz, CláudioAzenha, Ronaldo Sousa Ruela, DinalvaBritoQueiroz, Wagner Sousa Ruela, Gloria Marinho, Francisca Isabel Ruela.** Eficácia de uma mouthrinse baseada em folhas da árvore neem (Azadirachtaindica) no tratamento de pacientes com gengivite crónica: Um ensaio duplo-cego, aleatorizado e controlado. *Journal of Medicinal Plants Research* 2008; 2(11):341-346.

51. **DebjitBhowmik, Chiranjib1, JitenderYadav, K. K. Tripathi, K. P. Sampath Kumar.** Herbal Remedies of Azadirachtaindicaand its Medicinal Application. *Journal of Chem. Pharm. Res.* 2010, 2(1): 62-72.

52. **Reza Bahramabadi, MostafaSadeghiSadeghi.** Efeitos antibacterianos das lavagens bucais de ervas Persica e Matrica em microrganismos orais comuns: Um estudo in vitro. *Journal of Mashhad Dental School* 2011;35(2):1-7.

53. **Ajay Bhambal, Sonal Kothari, SudhanshuSaxena, Manish Jain.** Efeito comparativo do neemstick e da escova de dentes na remoção da placa bacteriana e saúde gengival - Um ensaio clínico. *Journal of Advanced Oral Research* 2011; 2(3):51-55.

54. **AnirbanChatterjee, Mini Saluja, e AbhishekKandwal.** Avaliar a antigingivite e o efeito antipalco de uma *azadirachtaindica*(neem) mouthrinse na gengivite induzida por placas: Um ensaio duplo-cego, aleatorizado e controlado. *Journal of Indian Society of Periodontology.* 2011; 15(4): 398–401.

55. **Mahmoud, D.A., Hassanein, N.M., Youssef, K.A., AbouZeid, M.A.** Actividade antifúngica de diferentes extractos de folhas de neem e o

nimonol contra alguns agentes patogénicos humanos importantes. *Brazilian Journal of Microbiology* 2011; 42: 1007-1016.

56. **SharmaPankaj, TomarLokeshwar, BachwaniMukesh, Bansal Vishnu**. Revisão sobre neem (*azadirachtaindica*): mil problemas uma solução. *International ResearchJournal of Pharmacy* 2011; 2(12): 97-102.

57. **SushmaDrabu, SmritiKhatri, ShevetaBabu**. Neem: Curandeiro de Todas as Doenças. *Research Journal of Pharmaceutical, Biological and Chemical Sciences* 2012;3(1):120- 126.

58. **AnupamaPathak, AparnaSardar, VynkateshKadam, BhagwanRekadwad e S Mohan Karuppayil.** Eficácia de algumas plantas medicinais contra agentes patogénicos dentários humanos . *Indian Journal of Natural Products and Resources* 2012; 3(1):123-127.

59. Mangiferaindica(manga). *Perfis de Espécies para a Agroflorestação das Ilhas do Pacífico*. 2006.

60. **Roney Rick Carvalho, Claudia Helena Pellizzon, Luis JustulinJr, Sergio Luis Felisbino, Wagner Vilegas, Fernanda Bruni, Monica Lopes-Ferreira, Clelia Akiko Hiruma-Lim.** Efeito da mangiferina no desenvolvimento da doença periodontal: envolvimento da lipoxina A4, acção anti-quimiotóxica no enrolamento de leucócitos. *Interacções Químico-biológicas* 2009; 179: 344-350.

61. **Juliana AparecidaSeveri, ZeilaPinheiro Lima, HélioKushima, Alba Regina Monteiro Souza Brito, Lourdes Campaner dos Santos, Wagner Vilegas e Clélia Akiko Hiruma- Lima**. Polifenóis com Acção Antiulcerígena de Decocção Aquosa de Folhas de Manga (MangiferaindicaL.). *Moléculas* 2009;14:1098-1110.

62. **Xing-yuDuang, Qian Wang, Xue-dong Zhou, Ding-ming Huang.**
Mangiferin: uma possível estratégia para a terapia da doença periodontal.
Hipóteses médicas 2011;76(4):486-8.

63. **Preetha E Chaly, Rajkumar M, Chandrasekhara, Reddy,
NavinAnand Ingle**. Efeito dos sumos de fruta no pH da placa dentária -
Um estudo clínico. *Journal of International Oral Health* 2011;3(6):1-5.

64. **Codex Alimentarius**. As abelhas e o seu papel na subsistência das
florestas. Definição e usos do mel. *Jornal Oficial das Comunidades
Europeias* 2001.

65. **Stefan Bogdanov**. Mel em Medicina. Bee Product Science, www.bee-
hexagon.net Fevereiro 2014.

66. **Simone Duarte,Hyun Koo, William Henry
Bowen,MitsueFujimakiHayacibara,Jaime
AparecidoCury,MasaharuIkegaki e Pedro LuizRosalen.** Efeito de um
novo tipo de Própolis e das suas fracções químicas sobre
Glucosyltransferases e sobre o crescimento e aderência de
MutansStreptococci. *Biol. Pharm. Touro.* 2003; 26(4): 527—531.

67. **FlavianaBombarda de Andrade Ferreira, Sergio Aparecido Torres,
Odila Pereira da Silva Rosa, CláudioManiglia Ferreira, Roberto
Brando Garcia, BDS, Maria Cristina Marcucci, Brenda P.F.A.
Gomes.** Efeito antimicrobiano da própolis e outras substâncias contra
agentes patogénicos endodônticos seleccionados. *Cirurgia Oral,
Medicina Oral, Patologia Oral, Radiologia Oral e Endodontologia*
2007;104(5):709-716.

68. **AnnpoornaAhuja, VipinAhuja.** Apitherapy- Uma abordagem doce às
doenças dentárias - Parte I : Mel. *Journal of Advanced Dental
Research2010*; 2(1): 81-86.

69. **VipinAhuja, AnnpoornaAhuja.** Apitherapy - Uma abordagem doce às doenças dentárias - Parte II :Própolis. *Journal of Academy of Advanced Dental Research2011*; 2(2):1-7.

70. **RG Shiva Manjunath.** Papel dos antioxidantes como adjunto na terapia periodontal . *Journal of Academy of Advanced Dental Research* 2011; 2(2):9-16.

71. **Shart Henson.** Propriedades medicinais das romãs.

72. **Mohammed A.K AL- Saadi, Hattam A. L. L. M. Salih, Ahmed M. Abass.** Um estudo da Actividade Antibacteriana dos Fruitpeels of Citrus sinensis& Punicagranatum. *Journal of Babylon University Research Paper* 1998.

73. **SaadSabbarDahham, Mir Naiman Ali, HajeraTabassum e Mazharuddin Khan.** Estudos sobre a actividade antibacteriana e antifúngica da romã (Punicagranatum). *American-Eurasian Journal of Agriculture & Environmental Science* 2010; 9 (3): 273-281.

74. **Dr.SowmyaKote, Dr. Sunder Kote, e Dr.LakshminarayanNagesh.** Efeito do sumo de romã nos microrganismos da placa dentária (Streptococci e Lactobacilli). *Ciência Antiga da Vida.* 2011; 31(2): 49–51.

75. **SakshiAhuja, VidyaDodwad, BhavnaJhaKukreja, Praful Mehra1, PankajKukreja.** Uma avaliação comparativa da eficácia do Punicagranatum e da clorexidina sobre a placa e a gengivite. *Journal of the International Clinical Dental Research Organization* 2011; 3(1): 29-32.

76. **Archana Devi, Virender Singh, B. Bhatt.** InvitroAntibacterial Activity of Pomegranate and Daru(romã selvagem) contra bactérias da placa

dentária. *International Journal of Pharmacy and Pharmaceutical Sciences* 2011; 3(4): 182- 184.

77. **Hamid Reza Rahimi, Mohammad Arastooand Seyed Nasser Ostad. Uma Revisão Abrangente das Propriedades do *Punicagranatum* (Romã) em Pesquisas Toxicológicas, Farmacológicas, Celulares e de Biologia Molecular.** Iranian Journal of Pharmaceutical Research 2012; 11 (2): 385-400.

78. **NeelamArun e D. P. Singh.** PunicaGranatum: Uma revisão sobre propriedades farmacológicas e terapêuticas. *International Journal of Pharmaceutical Sciences and Research* 2012; 3(5): 1240-1245.

79. **Karkare Swati Ramesh, SiddiquiFawazShamim.** O papel da romã na medicina dentária preventiva. *Revista internacional de investigação em Ayurveda e Farmácia* 2012; 3(5): 648-649.

80. **ParichehrGhalayani, BehzadZolfaghary, Ali Reza Farhad, AtefehTavangar, BahramSoleymani.** A eficácia do PunicaGranatumextract na gestão da estomatite afthous recorrente. *Journal of Research in Pharmacy Practice.* 2013; 2(2): 88- 92.

81. **Amal A Al Hazzani, Afaf I Shehata, Nadine MS Moubayed, Abdulaziz Al-Jafari, FaridAtaya, Mohamed Daoud, HadeelJawad Al Houri, HumairaRizwana e GehanElgaaly.** Pomegranate (Punicagranatum) de raízes antigas à vida moderna conhecida com uma potente actividade antibacteriana. *Anais de Investigação Biológica* 2013; 4 (5):75-87.

82. **Jain Sambhav, RaiRohit, UpadhyayaAnkit Raj, MalhotraGarima.** PunicaGranatum: Uma abordagem natural e recente ao problema dentário. *International Journal of Pharmacy Research and Science* 2014; 02(1): 1-6.

83. **R. Gardner, J. Foltz, M. Li, R. Huang e R. L. Gregory.** Efeito do Chá Verde no Streptococcus mutansMetabolic Activity, Planktonic Growth, and Biofilm Activity in the Presence of Nicotine 2006.

84. **M. Hirasawa, K. Takada, S. Otake.** Inibição da Produção de Ácido em Bactérias de Placa Dentária por Catequinas de Chá Verde. *Caries Research* 2006;40:265-270.

85. **Tzung-Hsun Tsai, Tsung-Hsien Tsai, You-Chia Chien, Chi-Wei Lee, Po-Jung Tsai.** Actividades antimicrobianas in vitro contra estreptococos cariogénicos e as suas capacidades antioxidantes: Um estudo comparativo do chá verde versus diferentes ervas aromáticas. *Food Chemistry* 2008; 110: 859-864.

86. **BabuVenkateswara, K. Sirisha, e Vijay K. Chava.** Extracto de chá verde para a saúde periodontal. *Journal of Indian Society of Periodontology* 2011; 15(1): 18-22.

87. **N. JalayerNaderi, M. Niakan, M. J. KharaziFard, S. Zardi.** Actividade Antibacteriana do Chá Verde e Preto Iraniano sobre Streptococcus Mutans:Um Estudo In Vitro. *Journal of Dentistry, Universidade de Ciências Médicas de Teerão, Teerão, Irão* 2011;8(2):55-59.

88. **Awadalla HI, Ragab MH, Bassuoni MW, Fayed MT, Abbas MO.** Um estudo piloto sobre o papel do uso do chá verde na saúde oral. *International Journal of Dental Hygiene* 2011; 9(2) :110-6.

89. **AbdolhoseinMoghbel, Ahmad Farjzadeh, NasrinAghel, HomayoonAgheli, NafisehRaisi.** O Efeito do Chá Verde na Prevenção da Infecção Bacteriana da Boca, Halitose, e Formação de Placas nos Dentes. *Iranian Journal of Toxicology* 2011;5(14):502- 515.

90.   **Baruch Narotzki, Abraham Z. Reznick, DrorAizenbud, Yishai Levy.** Chá verde: Um produto natural promissor na saúde oral. Archives of Oral Biology 2012;57: 429- 435.

91.   **ParmarNamita, RawatMukesh e Kumar J. Vijay.** Camellia Sinensis (Chá Verde): Uma revisão. *Global Journal of Pharmacology* 2012; 6 (2): 52-59.

92.   **Margaret Axelrod, Sean Berkowitz, RainaDhir, Veronica Gould, Arjun Gupta, Jane Park, Amar Shah, Kevin Shi, Christelle Tan, Ming-Ming Tran.** The inhibitory effects of green tea (camellia sinensis) on the growth and proliferation of oral bacteria 2012.

93.   **Supanee Rassameemasmaung,1Pakkarada Phusudsawang,2 e VanidaSangalungkarn.** Efeito do Chá Verde Colutório no Malodor Oral. *ISRN Medicina Preventiva* 2012;2013:1-6.

94.   **Nikita Lolayekar, ChaitanyaShanbhag.** Polifenóis e saúde oral. *RSBO.* 2012;9(1):74-84.

95.   **Aksakalli S.** Antioxidantes em Odontologia: Revisão de Literatura. *Dentistry* 2013; 4(1):181.

96.   **Maryam Moezizadeh.** Efeito anticariogénico do chá: Uma revisão da literatura. *Journal of Dentistry and oral hygiene* 2013; 5(9): 89-91.

97.   **Shaziamushtaq.** Efeitos anti-cariogénicos do chá verde. *Journal of Bio.Innov2014*; 3 (1): 20-34.

98.   **Rodrigo M. Pocius.** Triphala: fórmula ayurvédica para o Mundo Moderno.

99.   **D.K Maurya, N. Mittal, K.R. Sharma e G.Nath.** Papel do Triphala na Gestão de Doenças Periodontais. *Ancient Science of Life* 1997; 17(2): 120- 127.

100. **P. Sumathi e A. Parvathi**. Potencial antibacteriano dos três frutos medicinais utilizados em Triphala: Uma formulação ayurvédica. *Journal of Medicinal Plants Research* 2010; 4(16):1682-1685.

101. **ShobhaTandon, Kunal Gupta, SugandhiRao, K. J. Malagi.** Efeito do Triphala Mouthwash sobre o estado das cáries. *International Journal of Ayurveda Research* 2010;1 (2):93- 99.

102. **Neeti Bajaj, ShobhaTandon**. O efeito de Triphala e Clorhexidina Colutório na Placa Dentária, Inflamação Gengival, e Crescimento Microbiano. *International Journal of Ayurveda Research* 2010;2(1):29-36.

103. **MadhuPujar, ChetanPatil e Ajay Kadam**. Comparação da eficácia antimicrobiana de Triphala, (GTP) Polifenóis de chá verde e 3% de hipoclorito de sódio em biofilmes de Enterococcus faecalis formados em substrato dentário: in vitro. *Journal of International Oral Health* 2011; 3(2):23- 30.

104. **CR Murali, K Deivani1, TR Rajalakshmi**. Avaliação da Actividade Antimicrobiana de Dentifrícios Herbais, Óleos Herbais e Enxaguamentos Bucais contra os Isolados de Biofilme Bacteriano Oral. *Journal of Indian Academy of Dental Specialist Researchers2012*; 1(2): 6-12.

105. **JyotsnaSrinagesh, PushpanjaliKrishnappa, Shivaraj N Somanna**. Eficácia Antibacteriana do Triphala contra Streptococci Oral: Um estudo in vivo. *Indian Journal of Dental Research* 2012; 23(5):1 - 4.

106. **Bali chouhan, Ramesh Chandra Kumawat, MitaKotecha, A. Ramamurthy, SumitNathani.** Triphala: A Comprehensive Ayurvedic Review. *International Journal of Research Ayurveda Pharmacy2013*; 4(4): 612- 617.

107. **Kamal RaiAneja, Radhika Joshi.** Avaliação das propriedades antimicrobianas dos extractos de frutos de Terminalia. chebulaagainst patogénicos das cáries dentárias. *Jundishapur Journal of Microbiology* 2009; 2(3): 105-111.

108. **Sushma S. Nayak, B.R. Ashok Kumara, Anil V. Ankolaa, MamataHebbal.** A Eficácia de Rinse de Terminaliachebula em Streptococcus mutans conta na Saliva e o seu efeito no pH salivar. *Odontologia Preventiva da Saúde Oral* 2010; 8: 55-58.

109. **PrakashChandra Gupta.** Propriedades Biológicas e Farmacológicas de TerminaliaChebulaRetz. (Haritaki)- Uma visão geral. *International Journal of Pharmacy and Pharmaceutical Sciences* 2012; 4(3): 62- 68.

110. **Anwesa Bag, Subir Kumar Bhattacharyya, Rabi RanjanChattopadhyay.** O desenvolvimento da TerminaliachebulaRetz. (Combretaceae) na investigação clínica. Asian *Pacific Journal of Tropical Biomedicine* 2013; 3(3): 244-252.

111. **ThrigullaSaketh Ram, BandariSrinivasulu, AlaNarayana.** Utilização Pragmática de Haritaki (TerminaliaChebulaRetz): Uma Perspectiva Ayurvédica Vis-A-Vis Current Practice. *International Journal of Ayurveda and Pharmacy Research* 2013; 1(3): 72- 82.

112. **SavithaThirumoorthyswamy.** Avaliação Pleiotrófica de Haritaki. *American Journal of Phytomedicine and Clinical Therapeutics2014* ;2(1): 033- 044.

113. Óleo de cravo-da-índia (eugenol). www.marinwater.org. Plano de Gestão Vegetariano da Água Municipal de Marin.

114. **AthbiAlqareer ,AsmaAlyahya , Lars Andersson.** O efeito do cravo e da benzocaína versus placebo como anestésico tópico. *Journal of Dentistry* 2006; 34 (10): 747-750.

115. **Zubaidah Haji Abd Rahim e Hasnah Begum Said Gulam Khan**. Estudos comparativos sobre o efeito de extractos aquosos brutos (CA) e solventes (CM) de cravinho nas propriedades cariogénicas do Streptococcus mutans. *Journal of Oral Science* 2006; 48 (3): 117-123.

116. **M. Hakkı alma, Murat Ertaş, SiegfrieNitz e Hubert Kollmannsberger**. Composição Química e Conteúdo de Óleo Essencial do Bud of Cultivated Turkish Clove (SyzygiumAromaticum). *Bioresources* 2007; 2(2):265-269.

117. **Md. Nazrul Islam Bhuiyan, Jaripa Begum, Nemai Chandra Nandi e FarhanaAkter.** Constituintes do óleo essencial de folhas e botões de cravinho (Syzigiumcaryophyllatum(L.) Alston). *African Journal of Plant Science* 2010; 4(11): 451- 454.

118. **Mahmoud Hosseini, Mina Kamkar Al, Hassan Rakhshandeh.** Efeito analgésico do óleo essencial de cravo em ratos. *Avicenna Journal of Phytomedicine2011* ; 1(1): 1-6.

119. **Dhanya Kumar N. M. e PreenaSidhu.** A Actividade Antimicrobiana de AzardirachtaIndica, GlycyrrhizaGlabra, CinnamumZeylanicum, SyzygiumAromaticum, AccaciaNilotica on Streptococcus Mutans e Enterococcus Faecalis - Estudo In Vitro. *Journal of Endodontology* 2011; 23(1): 16- 23.

120. **Sang-Eun Moon, Hye-Young Kim, Jeong-Dan Cha.** Efeito sinergético entre o óleo de cravo e os seus principais compostos e antibióticos contra bactérias orais. *Arquivos de Biologia Oral* 2011; 56 (9): 907-916.

121. **DebjitBhowmik, K.P. Sampath Kumar, AkhileshYadav, ShwetaSrivastava, ShravanPaswan, AmitSankarDutta.** Tendências recentes em ervas tradicionais indianas *Syzygiumaromaticum e os* seus benefícios para a saúde. *Journal of Pharmacognosy and Phytochemistry2012*; 1(1): 13- 22.

122. **Bruce Eric Hedendal.** Whole-Leaf Aloe Vera, Almost A Panacea. www.nupro.net.

123. **Richard L.Wynn.** Gel de Aloe vera: Actualização para a medicina dentária. *General Dentistry* 2005: 6- 9.

124. **Dilip George, Sham S. Bhat, Beena Antony.** Avaliação comparativa da eficácia antimicrobiana do gel dental aloe vera e de duas pastas de dentes comerciais populares: Um estudo in vitro. *Medicina Dentária Geral* 2009: 238- 241.

125. **HarjitKaurVirdi, Sanjeev Jain, Shivani Sharma.** Efeito do gel de aloe vera entregue localmente como coadjuvante da descamação e aplainamento das raízes no tratamento da periodontite crónica: Um estudo clínico. *Indian Journal of Oral Sciences* 2012; 3(2): 84- 89.

126. **MohammadmehdiFani e JamshidKohanteb.** Actividade inibitória do gel de Aloe vera em algumas bactérias cariogénicas e periodontopatológicas clinicamente isoladas. *Journal of Oral Science 2012*; 54 (1): 15-21.

127. **Shailendra Wadhwa, Manish Bairagi, Govinda Bhatt, Mahesh Panday, Ankit Porwal.** Actividade antimicrobiana de Óleos Essenciais de Trachyspermumammi. *International Journal of Pharmaceutical & Biological Archives* 2010; 1(2):131 - 133.

128. **R. Khan, M. Zakir, Z. Khanam, S. Shaki e A.U. Khan.** Novo composto de sementes de Trachyspermumammi (Ajowan caraway) com antibiograma e actividades antiaderentes contra Streptococcus mutans: um potencial agente quimioterápico contra a cárie dentária. *Journal of Applied Microbiology* 2010; 109: 2151- 2159.

129. **Prashanti De Jager.** Cúrcuma: A Especiaria Ayurvédica da Vida 2003.

130. **TP Chaturvedi.** Usos do açafrão-da-terra na Odontologia: Uma actualização. *Journal ofEthnopharmacol2009*; 20(1): 107- 109.

131. **PuneetaDuggal**. A Trompeta do Cúrcuma. *Guident2013*: 64- 68.

132. **Ralph Miller e Sam Miller.** Tulsi Queen of Herbs, *India's Holy Basil* 2003.

133. **P. Prakash e Neelu Gupta**. Usos terapêuticos de Ocimum Sanctum Linn (Tulsi) com uma nota sobre o Eugenol e as suas acções farmacológicas: Uma breve revisão. *Jornal* Indiano *de PhysiolPharmacol* 2005; 49 (2): 125-131.

134. **SubirKumar Das e D M Vasudevan.** Tulsi: A central eléctrica sagrada indiana. *Natural Product Radiance* 2006; 5(4): 279-283.

135. **BhatejaSumit, AroraGeetika**. Benefícios terapêuticos do manjericão sagrado (Tulsi) na Medicina Geral e Oral: Uma revisão. *IJRAP* 2012; 3(6):761- 764.

136. **BhavnaJhaKukreja e VidyaDodwad**. Lavagens bucais de ervas - Um Presente da Natureza. International Journal of Pharma and Bio Sciences 2012; 3(2):46- 52.

137. **M.C. Peters, J.A. Tallman, T.M. Braun, J.J. Jacobson**. Redução clínica de S. mutans em crianças em idade pré-escolar utilizando um novo pirulito de extracto de raiz de alcaçuz: Um estudo piloto. *European Archives of Paediatric Dentistry* 2010; 11(6): 274- 278.

138. **PrasannaNeelakantan, NithyaJagannathan, NabeelNaza.** Abordagem etnoparmacológica no Tratamento Endodôntico: Uma revisão focalizada. *International Journal of Drug Development & Research* 2011; 3(4):68- 77.

139. **RamachandranSudarshan, G. SreeVijayabala, KS Prem Kumar, S. Kandesh Kumar, S. Allwin Benjamin Raj.** Alcaçuz em Medicina e Odontologia. *American Journal of Pharmtech Research* 2012; 2(5):190-196.

140. **FereshtehSedighinia, Akbar SafipourAfshar, SamanSoleimanpour, Reza Zarif, JavadAsili, KiarashGhazvini.** Actividade antibacteriana de *Glycyrrhizaglabraagainst* patogénicos orais: um estudo *in vitro*. *Avicenna Journal of Phytomedicine2012*; 2(3): 118-124.

141. **C Messier, F Epifano, S Genovese, D Grenier.** Licorice e os seus potenciais efeitos benéficos nas doenças orodentárias comuns. *Doenças orais* 2012;18: 32-39.

142. Monografias da OMS sobre plantas medicinais comummente utilizadas nos Novos Estados Independentes (NEI) 2010. Radix Glycyrrhizae, Folium Melissae, Pericarpium Granati, Herba Polygoni Avicularis. *Publicado pela imprensa da OMS.*

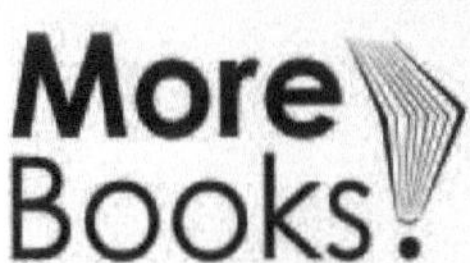

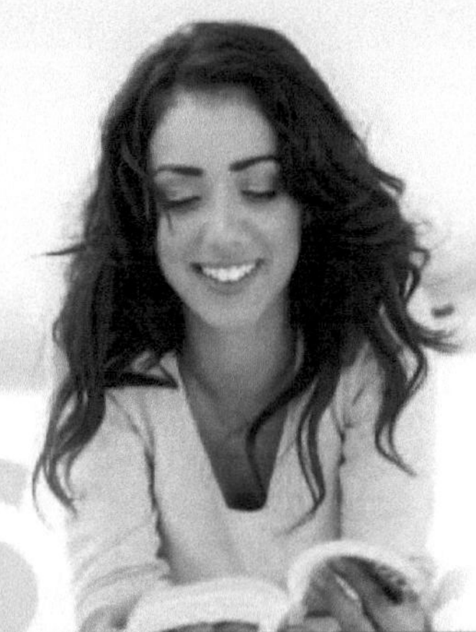

yes
I want morebooks!

Buy your books fast and straightforward online - at one of world's fastest growing online book stores! Environmentally sound due to Print-on-Demand technologies.

Buy your books online at
www.morebooks.shop

Compre os seus livros mais rápido e diretamente na internet, em uma das livrarias on-line com o maior crescimento no mundo! Produção que protege o meio ambiente através das tecnologias de impressão sob demanda.

Compre os seus livros on-line em
www.morebooks.shop

KS OmniScriptum Publishing
Brivibas gatve 197
LV-1039 Riga, Latvia
Telefax: +371 686 204 55

info@omniscriptum.com
www.omniscriptum.com

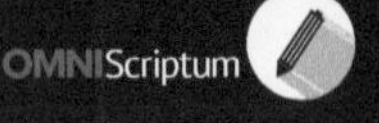

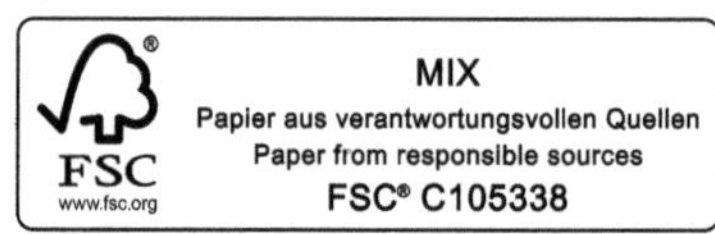

Printed by Books on Demand GmbH, Norderstedt / Germany